中医肿瘤及经方运用

◎ 郭晓娜　郭志刚　著

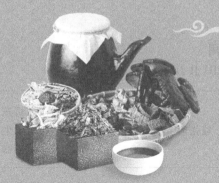

郑州大学出版社

图书在版编目(CIP)数据

中医肿瘤及经方运用 / 郭晓娜,郭志刚著. — 郑州 :郑州大
学出版社, 2021. 1(2024. 6 重印)
ISBN 978-7-5645-7628-8

Ⅰ. ①中… Ⅱ. ①郭…②郭… Ⅲ. ①中医学 – 肿瘤学
②肿瘤 – 经方 – 临床应用 Ⅳ. ①R273②R289. 5

中国版本图书馆 CIP 数据核字(2020)第 246131 号

中医肿瘤及经方运用
ZHONGYI ZHONGLIU JI JINGFANG YUNYONG

策划编辑	李龙传		封面设计	曾耀东
责任编辑	薛 晗 戚张珂		版式设计	苏永生
责任校对	张彦勤		责任监制	李瑞卿

出版发行	郑州大学出版社		地 址	郑州市大学路 40 号(450052)
出版人	孙保营		网 址	http://www. zzup. cn
经 销	全国新华书店		发行电话	0371-66966070
印 刷	廊坊市印艺阁数字科技有限公司			
开 本	710 mm×1 010 mm 1 / 16			
印 张	8. 5		字 数	158 千字
版 次	2021 年 1 月第 1 版		印 次	2024 年 6 月第 2 次印刷

书 号	ISBN 978-7-5645-7628-8		定 价	68. 00 元

前　言

　　肿瘤是临床常见病、多发病,近年来其发病率、病死率持续增高,给人民群众的健康带来了极大威胁。积极预防肿瘤,运用综合手段治疗肿瘤,已经成为全世界医务工作者共同努力研究的方向。

　　现代医学模式已由生物医学模式向生物-心理-社会医学模式转变,肿瘤的治疗思路不再是单纯地追求消灭或缩小肿瘤实体、杀灭肿瘤细胞,而是同时考虑到改善患者的机体及精神状态,提高生存质量。这一新的健康指标日益受到人们的重视,也与中医学重视整体观念,以人为本,强调"治病留人""带瘤生存"的治疗思想相契合。目前所有单一疗法均不能完全杀灭肿瘤,所以对肿瘤强调综合治疗,它不是手术、化疗、放疗、生物学治疗和中医药治疗等多种治疗方法的简单组合,而是一个有计划、有步骤、有顺序的个体化治疗集合体。中医药治疗最显著的特点就是疗效确切,且可适用于肿瘤治疗的全过程中。中医药治疗与手术、放疗、化疗、靶向治疗等治疗手段相结合,不仅能起到减毒增效的作用,也能在一定程度上发挥其整体辨治,扶正祛邪的治疗优势,从而提高患者的生存质量,延长生存期。

　　中医药学博大精深,其对癌瘤的认识渊源久远,上溯灵素、仲景,下至明、清诸家,在肿瘤防治方面创立了辉煌的成就,并积累了丰富的实践经验。狭义经方是指汉代张仲景《伤寒杂病论》所载方剂,其立法严明,药无虚用。时方是后世特别是唐宋以来所创立之方剂,是经方的继承和发展,时方在严守经方法度的同时又示人以巧。广义经方的定义包括了狭义经方和后世时方。本书探讨的是"广义经方"在肿瘤临床中的应用,若辨证准确则能效如桴鼓,可以显著提高肿瘤患者的临床疗效,有必要对这些用药经验和学术思想进行认真总结、整理,为肿瘤的治疗服务。

　　结合从事中医药肿瘤临床工作体会,编者通过整理关于中医治疗肿瘤疾病的古代文献、古人常用经方和治疗思想,以期进一步总结在中医肿瘤临床中的学术思想和用药经验。因才疏学浅,难免有阐释不当或错漏不足之处,竭诚希望同道提出宝贵意见,以便今后不断修正和完善。

郭晓娜　郭志刚

目 录

1

第一章
▶中医肿瘤学的历史渊源和学科形成

一 原始社会至秦汉时期

中医肿瘤学源远流长,对肿瘤的发现和认识一直到中医肿瘤学科的形成,经历了漫长的过程。历代文献相关记载甚多,殷墟甲骨文中"瘤"是最早的肿瘤病名记载。成书于公元100年左右的《说文解字》,已收有不少类似肿瘤病的名称。据段玉裁的《说文解字注》,其中"瘣"的含义,据说就是《诗经·小雅》中说的"譬彼坏木,疾用无枝",有肿瘤的"肿"的意思。又如"瘨",《诗经·大雅》中有"胡宁瘨我以旱",瘨是疾病的意思,被解释为腹胀。《春秋左传》中有"张,如厕",张就是胀,在《内经》中,有"疡","肿疡"。西周周公旦所撰《周礼》,已有医学分科的相关记载。其中"疡医"主治"肿疡……折疡",提出内治"以五毒攻之,以五气养之,以五药疗之,以五味节之",外治以"祝药,劀杀之齐"。又如"瘿",已和今日对瘿的理解相似。并分别用"瘿"和"瘤"来区别颈部的瘤和肿。更明确的,而且后世已广泛应用的,有"瘤",解释为"肿","流聚而生肿"。"瘕",当初常指女子的"腹中病"。"瘀",解释为"血积于中之病也"。这只是一些例子,说明有文字记载以来,就对肿瘤有所认识和记载。

我国最早的医书——春秋战国时期的《黄帝内经》(后文简称《内经》)奠定了中医肿瘤学的形成与发展基础,论述内容中的"昔瘤、肠覃、石瘕、癥瘕、癖结、伏梁、马刀、积聚、筋瘤、肠瘤"等,对肿瘤的病名、病因、病机、症状、治疗及预防等均有记载。对肿瘤这一类疾病,已经有了基本的认识。一是有了比较接近现代意义的肿瘤病的名称,例如"膈"和"反胃",以及"肠覃""石瘕""癥瘕""积聚"之类,从所描述的症状上看,和肿瘤病十分相似。以上这些名称,迄今不少中医仍在使用。其二是对这些肿瘤类疾病,提出了一些基本的病因和病机认识,对指导肿瘤病的治疗,有较为重要的价值。此外,对这些疾病,也提出了一些总的治疗原则,不仅对肿瘤类疾病的治疗,而且对所有其他疾病的治疗,对后世的中医,都有着重要的指导意义。

至于对肿瘤类疾病的具体治疗方式和药物,在《内经》时代,记载不多。但也有不少有参考意义的论述。例如,提出了对某些病要手术治疗,所谓"急斩之",以及需要用"针""砭石"之类。药物虽述不多,但也确有尚在临床应用的,如《素问·腹中论》中治疗"血枯"的方药,即四乌贼骨一蘆茹丸,用于宫颈癌,在改善症状上,确有效果。

《内经》中提到的,还有具有辅助治疗意义的食疗,所谓"药以祛之,食以随之",以及经常被引用的"大毒治病,十去其六,常毒治病,十去其七,小毒治病,十去其八,无毒治病,十去其九,谷肉果菜,食养尽之,无使过之,伤其正也"。作为肿瘤病辅助治疗之一的食疗,至今仍被医生和患者所重视。

在治疗肿瘤类疾病中,至今还有一些人不相信正规的治疗,而迷信"巫师"们的"秘方"之类。《内经》中,早已有明确的说法。所谓"受师不卒,妄作离术,谬言为道,更名自功,妄用砭石,后遗身咎,此治之二失也"。后世张景岳解释:"受师不卒者,学业未精,苟且自是也。""妄作离术者,不明正道,假借异端也。""谬言为道,更名自功者,侈口妄谭,巧立名色以欺人也。"

《内经》中提到的"祝由",实际上是一种心理暗示疗法。对于真正的肿瘤病,单纯的心理疗法是不能有效的,即"忧患缘其内,苦形伤其外,又失四时之从,逆寒暑之宜,贼风数至,虚邪朝夕,内至五脏骨髓,外伤空窍肌肤,所以小病必甚,大病必死,故祝由不能已也。"张景岳指出:"末世奸徒,借神鬼为妖祥,借巫祝为欺诳。"假如相信这些,那么:"信为实然,致有妄言祸福而惑乱人心者,有禁止医药而坐失几宜者,有当忌寒凉而误吞符水者,有作为怪诞而荡人神气者,本以治病而适以误病。"所以《内经》云"拘于鬼神者,不可与言至德",又说"信巫不信医,一不治也"。对于肿瘤治疗,都有实际指导意义。

《内经》以后,中医治病,包括治疗肿瘤病的最大特色——辨证论治,在张仲景所著《伤寒杂病论》中,得到了充分的反映。《伤寒杂病论》的杂病部分《金匮要略》对"胃反""积聚"及妇科肿瘤等的发生、症状和治疗有明确的描述,指出肿瘤与非肿瘤的鉴别与预后,如"积者,脏病也,终不移;聚者,腑病也,发作有时,展转痛移,为可治。谷气者,胁下痛,按之则愈……"所载鳖甲煎丸、大黄䗪虫丸等仍是临床治疗肿瘤的常用代表方剂。

二 魏晋隋唐时期

这一时期丰富了对某些肿瘤(如甲状腺瘤等)的认识,启用针灸和手术疗法。晋代皇甫谧《针灸甲乙经》中有用针灸治疗与肿瘤或癌症相类似的病证的记载,如"饮食不下……邪在胃脘,在上脘,则抑而下之,在下脘,则散而去之。"隋代巢元方《诸病源候论》详细和准确地记载了肿瘤类疾病的病因、病机及症状。如"积聚者……腑脏虚弱,受于风邪,搏于腑脏之气所为也……积者阴气,五脏所生,如终不离其部……积聚如久而不愈,牢固结成肿块,则又名曰症……人即柴瘦,腹转大,遂致死……"唐代孙思邈《千金要方》首先对"瘤"按发病的性质和部位进行了分类,有类似宫颈癌瘤、乳房癌瘤的记载。孙思邈擅用虫药(如僵蚕、全蝎等)治疗,为后世提供了借鉴资料。

三 宋金元时期

此时期医学流派争鸣,丰富了肿瘤学的防治理论,促进其进一步发展。宋代东轩居士《卫济宝书》首提"癌"字,并论述其证治,以及用麝香膏外贴治疗癌发,"五善七恶"的观察方法对肿瘤的诊治和判断预后均有指导意义。张从正《儒门事亲》力主攻邪,提出"积之成之,或因暴怒喜悲思恐之气",较早指出了精神因素与肿瘤的关系。李东桓《脾胃论》提出"内伤脾胃,百病由生",创立补中益气汤、通幽汤等,对癌病患者有扶正固本的作用,对提高肿瘤患者的免疫力和生活质量有重要意义。元代朱震亨《丹溪心法》《格致余论》《金匮钩玄》《脉因证治》等记载的肿瘤发病因素中强调"痰":"凡人身上中下有块者多是痰也""痰挟瘀血,遂成窠囊",治痰当求其本,以二陈汤为基本方,实脾土、燥脾湿。且把"噎"和"膈"明确区别开来,主张以"润养津血、降火散结"进行治疗,对后世医家治疗食管癌和贲门癌等肿瘤病影响深远。

四 明末清初时期

总结前人理论和实践经验,进一步完善肿瘤理论与研究。王肯堂《证治准绳》记载了乳腺癌、噎膈等病因病机。陈实功《外科正宗》描述了"乳岩(乳癌)""失荣(颈部淋巴结转移癌或恶性淋巴瘤)""茧唇(唇癌或唇部恶性黑色素瘤等)""瘿瘤"的临床表现和症状特点,指出病因病机:"内因者,皆起于七情蕴结于内……乃五脏受之,其病由此内发者。"治疗宜内外结合,以养气血、滋津液、和脏腑、理脾胃为主,并善用以毒攻毒法。总结瘿瘤主方清肝芦荟丸、海藻玉壶汤和六军丸等,首创和荣散坚丸、蟾酥丸等内复汤方,外用药有太乙膏、阳和解凝膏、生肌玉红膏、三品一条枪等。吴谦《医宗金鉴》指出癌疾也是可带疾终天,肿瘤的生长部位多与脏腑、经络有关,创制痈疽逆证歌、阴证歌、七恶歌,细致观察肿疡情况,丰富肿瘤的诊断内容。

五　清末至近代

肿瘤学术争鸣,重视活血化瘀法、扶正培本法、内外结合治疗方法等。王清任《医林改错》论:"结块者……血受寒则凝结成块,血受热则煎熬成块……痛不移处……是血瘀,膈下逐瘀汤治之极效。"张锡纯《医学衷中参西录》提出用参赭培元汤治疗膈证,阐述了食道癌与胃底贲门癌的病因证治,强调补中逐瘀法则。

六　现代

依靠现代科技检查方法,采用多剂型中药治疗、针灸疗法、外敷膏药疗法、气功治疗等有特色的中医综合治疗,在延长肿瘤患者的生命和提高生存质量方面做出了巨大贡献,从中西医结合的角度给肿瘤患者带来了更多希望。

第二章

▶中医肿瘤基础理论

一 中医肿瘤病因、病机

(一)病因

中医的发病学说认为,人体身上一切疾病的产生和发展,都可从正邪两方面关系的变化来分析。"正"指正气,包括人体的功能活动及其抗病能力;"邪"指邪气,泛指各种内外致病因素。当机体正气旺盛,邪气就不能入侵,或者入侵到机体的卫表阶段时,即被正气抵御外出,疾病不易形成和加重。正如《素问遗篇·刺法论》所谓"正气存内,邪不可干"。当各种内外致病因素导致正气相对虚弱时,邪气就会入侵到机体内部而产生疾病。如《素问·评热病论》所谓"邪之所凑,其气必虚"。疾病形成后,如果正气能够得到恢复或者邪气并非过于强盛,正气有能力做到驱除邪气外出,疾病就有可能痊愈,机体功能也就恢复正常。反之,如果正气进一步虚弱或邪气过于强盛,正气不能做到驱邪外出,疾病就可能继续进展和加重。正邪交争,贯穿于各种疾病全部过程中,中医传统上对肿瘤病因的观察和研究,也是建立正邪两方面关系变化的基础上。

在中医学发展史上,许多医学家还根据各自的临床实践,从多个方面对肿瘤的病因进行观察和分析。宋代陈无择在《金匮要略》"千般疢难,不出三条"的基础上,提出的"三因"学说具有一定的代表性。"三因"即六淫邪气所触的外因,五脏情志所伤的内因,饮食、劳倦、跌扑金刃以及虫兽等所伤的不内外因。限于当时的历史条件,三因学说并没有把肿瘤和非肿瘤的病因进行适当的分类,但对分析肿瘤的发病原因,指导临床实践治疗工作仍有一定的意义。

我们也应该看到,肿瘤是一类非常特殊的疾病,其病因远比其他一般疾病的病因复杂。即使在现代社会,科学技术已经高度发达,但无论是从宏观角度出发的中医或以微观世界为基础的现代医学,对肿瘤病因的认识都不十分清楚。据目前估计,导致肿瘤发生的因素高达千百种,其中包括众多的化学物质、物理刺激和生物损伤等。概括和总结中医肿瘤学对病因认识的各种观点,将传统中医对肿瘤病因的研究观点归纳后,将肿瘤的发病原因分为七情因素、正气因素、饮食因素和外感因素4类。

1. 七情因素

七情,即怒、喜、思、悲、恐、惊、忧7种情志变化。情志变化在一定的范围内,属于人体正常的精神活动。超过一定的限度,则成为致病因素,加快肿瘤的发生和进展。七情能影响五脏正常功能,其中又以损伤心肝和脾脏功能为多见。临床常见的七情因素引起的肿瘤一类的病证有乳岩、噎膈、胃脘痛、积聚、呕吐、骨瘤、臌胀、黄疸、肠覃、石瘕、舌岩、茧唇等,其临床表现多样,但均可由于情志过度变化,从而影响人体的生理变化,使体内气血运行失常及脏腑功能失调,发生一系列的病理变化,最后引起或促进各类肿瘤发生和进展。如乳腺癌,大致相当于"乳岩",又称"乳石痈或妒岩"等。乳房乃足厥阴肝经循行之处,肝主疏泄,同时又主藏血。喜条达而恶抑郁,对气机的通畅,情志的调节有非常重要的作用,故乳岩与肝脏和情志尤为密切。各种精神刺激,如所愿不得、忧虑和郁怒等,均可能出现肝气郁结,肝失疏泄,藏血功能就会出现异常。气血关系密切,气为血之帅,气行则血行。气机不畅则郁结,血液缺乏气的推动,流行不畅则瘀滞。滞凝久而化为乳房内肿块。精神情志因素还可同时通过损伤肝脾二脏产生本病,如"郁怒伤肝,思虑伤脾",肝气伤则郁结化火,脾气伤则失健运而化生痰湿,郁火痰湿互凝,阻碍气机,气血失和,经络痞涩,结块于乳房。乳岩产生以后,又会继续加重情志方面的症状。

2. 正气因素

正气指人体正常的生理功能和抵御外邪入侵的能力,人类生存在自然界当中,其生理、病理无时无刻不受到自然环境的影响。在大多数情况下,人们能够保持健康的状态。这是由于"阴平阳秘,精神乃治","正气存内,邪不可干"。机体的正气在防止包括肿瘤在内的一切疾病发生过程中占主导地位。无论任何原因引起人体的正气不足,都不可能离开五脏,其中又与脾肾两脏关系最为密切。五脏生理病理,不外乎气血阴阳。在研究正气不足和肿瘤发病之间的因果关系时,若以气血阴阳为纲,五脏虚弱为目,则能提纲挈领,指导临床。

正气不足可导致多种肿瘤的产生和进展,而肿瘤作为一种发病隐匿,进展迅猛,症情险恶的疾病,又继续损伤人体的正气,临床常见正气不足和进展的肿瘤互为因果,交替促进,加重病情。吴谦在《医宗必读》指出"积之成也,正气不足而后邪居之"。临床常见的病证有呕吐、呃逆、胃脘痛、吐血、黑便、黄疸、臌胀等。如食管和贲门癌,大致相当于"呕吐"或"噎膈"。《金匮要略》中描述,呕吐中虚证当属"虚则太阴",且多责之太阴少阴脾肾二脏。久病正气必定虚损,脾阳气不振,寒浊内生,阻滞中焦,脾胃升清降浊功能失常,饮食内停,脾气不能上升而生清,胃气不能下行而降浊,上逆而为呕吐。正如《金匮要略方论本义》所谓"呕而脉弱者,胃气虚也"。或饮食劳倦太过,耗伤中焦之气,脾气虚弱不能承受水谷,水谷精微不能化生气血,聚而成饮成痰。当饮邪上逆之时,呕吐随之发生。如《临证指南》所述"胃中无阳,不能容纳食物,命门火衰,不能熏蒸脾土"。或因胃阴不足,失其润降,产生呕吐。正如吴谦在《医宗金鉴》所述"有属胃寒者,有属胃热者",以及陈言在《三因极—病证方论》所述"此有胃中虚,膈上热"。

3. 饮食因素

饮食是机体摄取营养物质,维持生命活动的必要条件,饮食不当又是导致疾病发生或进展的重要原因之一。脾、胃,分别主运化水谷精微和受纳腐熟水谷。故常在饮食所伤中先受损,继而累及其他脏器或发生他变。饮食不当的致病,主要有饥饱无常、饮食不洁和饮食偏嗜3个方面。《景岳全书》认为"饮食无节以渐留滞者,多成痞积。"《卫生宝鉴》指出:"凡人脾胃虚弱,或饮食过度,或生冷过度,不能克化,致成积聚结块。"《医们法律》认为:"滚酒从喉而入,日将上脘饱灼,渐有熟腐之象,而生气不存。"常见饮食不当所致的肿瘤有噎膈、呕吐、反胃、吐血、黑便、锁肛痔、茧唇等。如胃癌,胃癌导致的幽门梗阻与"呕吐"和"反胃"相似。呕吐以有声有物为特征,反胃以朝食暮吐,朝吐暮食为特征。二者临床特征各有异同,但都属于胃部病变,病机上都有胃气上逆。胃主受纳和腐熟水谷,其气主降,以下行为顺,如饮食不节,过食生冷,油腻,或寒凉药物,皆可伤脾滞胃,致食停不化,浊阻中焦,胃气不能下行而上逆。如《素问·举痛论》所述:"寒气客于肠胃,厥逆上出,故痛而呕也。"或过食辛热煎炒之品,或过用温补之剂,燥热内盛,胃热不清,耗伤胃阴,胃失濡养,气不顺行,失其和降而上逆。如《景岳全书·呕吐》所述:"所为邪实者,或暴伤饮食,或因胃火上冲。"胃癌导致的"吐血"和"黑便"可单独出现或同时并见,如《丹溪心法·吐血》所述:"血出于胃也。"病因如《济生方·吐衄》所述:"或饮酒过度,或强食过饱,或饮啖辛热"。如过食辛辣厚味醇酒,则主要引起两个方面的病理变化,一是滋生湿邪,郁而化热,湿热内蕴,薰灼血脉经络,迫血妄行,溢出脉外。如《济生方·吐衄》所述:"夫血之妄也,未有不因热之所发,盖血得热则淖溢,血气俱热,血随气上。"二是损伤脾胃,脾气虚衰,统摄功能失常,血液失去脾气的统摄,则溢出脉外出现吐血或黑便。如《血证论·脏腑病机》所述:"经云脾统血,血之随之上下,全赖于脾,脾气虚,则不能统血。"

4.外感因素

风、寒、暑、湿、燥、火在正常的情况下称为六气,是自然界6种不同的气候变化。人们在长期的生产和生活中,产生了较强的适应能力。所以正常的六气不易致病。但当气候异常,急骤的变化或人体的抵抗力下降时,六气就有可能成为外界的致病因素,入侵人体,产生各种包括肿瘤在内的疾病。这时,六气已成为四时的不正之气,被称为"六淫"。中医学用"六淫"概括病邪的理论,能把致病因素与机体反映结合起来研究肿瘤发生进展的规律,在中医学发展史有较大实用价值,对临床应用有一定的指导意义。"六淫"作为外界的致病因素,也代表了肿瘤的外感病因。具有发病与季节气候、居处环境有关,可从口鼻或肌肤多途径入侵机体,可单独或同时合并其他因素致病等特点。如《景岳全书·积聚》分析外感合并其他因素致病时指出:"饮食之滞,非寒未必成积,而风寒之邪非食未必成行,故必以食遇寒,以寒遇食,或表邪未清,过于饮食,邪食相搏,而积斯成矣。"《灵枢·五变》则指出外感致病与脏腑的密切关系是因为"邪气留滞,积聚乃伤脾之间,寒温不次,邪气稍至,蓄积留止,大聚乃起"。《灵枢·水胀》认为肠覃的病因是由于"寒气客于肠外,与卫气相搏"。石瘕的病因是"寒气客于子门,子门闭塞"。《诸病源候论》认为乳岩的病因是由于"风寒气客之,则血涩结成痈肿,而寒多热少者,则无大热,但结核如石"。外感因素导致的肿瘤有很多,常见的有反花疮、积聚、咽菌、喉菌、息贲、胃脘痛等。皮肤癌和(或)体表肿瘤类似于部分"反花疮"或"翻花",风邪或风热等外界致病因子入侵机体,从肌肤逐步进入肌肉经络血脉,渐成气滞血瘀,或蕴结成痰,郁而发热,痰热积毒,风毒相搏而成。如《诸病源候论》所述:"反花疮者,有风毒相搏所为。"如肺癌,相当于"息贲",属五积中的肺积,可因六淫外邪侵袭肺而产生。外邪入侵,常从口鼻而入,肺主气,司呼吸,上连气道,喉咙,开窍于鼻,外合皮毛,内为五脏之华盖,其气贯百脉而通他脏,不耐寒热,称为"娇脏"。如被外邪侵袭,则宣发和肃降功能失常。如邪留而不去,则邪热郁肺,蒸液成痰,邪阻肺络,血滞为瘀,如内蕴不解,痰热与瘀血互结,壅酿成痈,出现肺气郁结和痰热壅滞,如《济生方》所述"喘息奔溢是为肺积",而形成息贲之证。

综上所述,肿瘤病因十分复杂,表现不一,在肿瘤发生和进展的各个阶段都有其特点,故历代医家对肿瘤的病因方面尚未有完全统一的认识。上述分类法具有一定的代表性,但临床应用还必须根据证候等情况做出具体的分析。

(二)病机

中医学认为肿瘤不是局部性疾病,而是一种全身性疾病。其致病因素比较复杂,由于各种致病因素的作用,使机体阴阳失调,脏腑经络气血功能障碍,引起气滞、血瘀、痰凝、热毒、湿聚等互相交结以致肿瘤的发生。其中以气血瘀结为主要方面。中医学认为,气血是构成人体的基本物质。气是人体一切生命活动的动力,血是由食物经过气的作用转化而成,全身各脏腑组织器官,都有赖于血的濡养。人体各种功能活动正常进行,均依赖于气血的运行而维持,所以《难经·二十二难》说:"气主煦之,血主濡之。"气和血一阳一阴,互相化生,互相依存,关系十分密切,故有"气为血帅,血为气母"之说。在病理上,气病可伤血,血病也可伤气,如气滞则血瘀,瘀血又阻碍气机;血虚则气少,气虚则运血无力。因此气血以循环运行不息为常。气在正常情况下,升降出入,流畅无阻,循行全身各部。如因某些原因起气的运行失调,可出现气郁、气滞、气聚,日久成疾。血随气行,"气滞则血瘀","气塞不通、血壅不流",气滞日久必有血瘀,气滞血瘀积久成块,随瘀滞部位不同而形成各种肿瘤。如隋代巢元方《诸病源候论·噎膈》说:"……此由忧恚所致,忧恚则气结,气结则不宜流,使噎。"明代皇甫中《明医指掌》指出:"若人之气循环周流,脉络清顺流通,焉有癌瘤之患也……"说明癌瘤形成与脉络不通有关。清代徐灵胎《医学十二种》亦曰:"噎膈之症,必有瘀也……"清代王清任《医林改错》中说:"肚腹结块,必有形之血。"说明腹内有形的包块肿物,多由血瘀所致。从以上记载可见,气滞血瘀是形成肿瘤的重要病理机制之一,故活血化瘀法是治疗肿瘤的主要治则之一。恶性肿瘤患者绝大多数都有气血失调,但不同的肿瘤与气血有着不同的关系,有的偏重于气的功能紊乱,有的则偏重于血瘀的形成,其中具有瘀血症的更多。

气滞血瘀在肿瘤患者中常累及肺、肝、胃肠和经络,使肺气壅塞,肝经瘀滞,胃肠格拒,经络瘀阻。如食管癌和胃癌,可能因饮食的偏嗜,过食辛辣燥热的食物,使黏膜受损,津液渐亏,日久而气血瘀结,成为致病的主要因素;妇科的肿瘤常与瘀血凝滞有较为密切的关系;乳腺癌的发病多偏于"肝郁""气滞";颈部、咽喉部的肿块多和"痰湿凝聚"有关。肝、胰等肿瘤则多与"热毒内蕴,郁火炽盛"有关。此外,肿瘤的发生还表现在所在部位的脏腑和有关经络的相互关系,如舌癌发病多表现为心、脾二经之郁热(舌为心之苗,脾脉系舌本);阴茎癌的发生又和肝肾阴亏、虚火郁结有关(前阴为肾所主,肝脉所过);乳癌的发病则与肝脾两经有关(因乳头属肝、乳房属胃、胃与脾相表里)。

气滞血瘀、热毒内蕴、痰湿结聚、脏腑功能失调以及经络瘀阻,是肿瘤发生发展过程中常见的病理机制。在临床实践中,由于各种肿瘤的病因不一,每个患者个体差异大,病情不一致,病机往往是错综复杂的,即使是同一患者,在疾病的各个阶段,情况也在不断地变化,所以上述几种病理机制并不是孤立的或单纯的,常常是互相关联和复合在一起的,有的脏腑气血亏虚又兼热毒壅盛,有的气虚合并血瘀,或气滞合并痰凝,大多数患者都表现虚实夹杂,多脏同病。因此,必须根据每个患者的具体临床病理表现特点,分清病机兼夹主次,审因论治,才能更有效地治疗肿瘤。

二 肿瘤诊断学

中医诊断疾病,是在整体观原则指导下,通过对四诊所收集到的临床资料或疾病信息进行辨证分析。由于肿瘤的特殊性和复杂性,肿瘤的中医诊断是具有以下基本特点。

(一)整体察病

人体是一个有机的整体,内在脏腑与体表、四肢、五官是统一的,整个人体又受到社会环境与自然环境的影响。当人体脏腑、气血、阴阳和谐协调,能适应社会和自然环境的变化时,便是身心健康的表现。反之,如果这种内外环境不能维持在一定范围内的和谐统一,便可发生疾病。因此,人体一旦发生疾病,局部的病变可以影响全身,精神的刺激可致气机甚至形体的变化,脏腑的病变可以造成气血阴阳失衡和精神活动的改变。如肿瘤为局部病变,可引起发热、疼痛,甚至全身消瘦、乏力等全身症状。血虚为全身病变,可出现心悸等局部的病变表现。情志刺激可导致肝气郁结,而肝脏患病也可出现善怒、多愁等情绪化的精神改变。所以,任何疾病的发生,都或多或少具有整体性的变化。中医在诊察肿瘤疾病时,必须从整体上进行多方面的考察,不仅对局部的病痛进行详细的询问、检查,而且要把疾病看成是机体整体的病变,对临床资料进行全面分析,才能做出正确的诊断,这就是中医的整体察病观,也是中医诊断疾病的一个基本原则。

(二)四诊并重

望、闻、问、切四诊,从不同角度来检查病情和收集临床资料,各有其独特的方法和意义,不能互相取代。如望诊中,中医脏象学说强调脏腑的内外统一及其络属关系,从而五脏应五官,故五脏的气血盛衰,能从五官的神色形态上反映出来。因此,诊察五官是测知内脏病态的一个重要窗口。《灵枢·大惑论篇》说:"五脏六腑之精气,皆上注于目而为之精",所以,望目之有神无神可测知病情之轻重,预后转归。凡视物清楚,目光清亮,神光充沛者,是眼有神,一般见于良性肿瘤或恶性肿瘤早期精血未亏;若白睛混浊,黑睛晦滞,目光暗淡,浮光暴露,是眼无神,一般见于恶性肿瘤中晚期恶病质者,病情凶险,预后极差。眼部肿瘤则见视力障碍或失明,或眼压升高伴有头痛;若眼球突出伴有颈肿者,则多为瘿肿(甲状腺肿瘤)。白睛变黄(巩膜黄染)者,多见于肝、胆、胰部位肿瘤,若白睛色黄鲜亮如橘皮,或伴有口干苦,心烦肋痛者,则为阳黄,多属湿热瘀毒较盛,正气未虚,正邪相争之证;若白睛色暗黄如烟熏,或伴有腹胀、纳呆,消瘦乏力或夜间腹痛者,则为阴黄,多属正气衰微,湿邪瘀毒内盛,正不胜邪之证。若白睛正下方脉络扩张、充血呈红黑者,多见于胃癌、胃溃疡、十二指肠溃疡等疾病。若肺部肿瘤见眼泡浮肿,"泪眼汪汪"伴气急不得卧者常提示有上腔静脉压迫征或颅内病变。一侧或双侧瞳仁缩小或散大,或瞳仁缺损,多见于颅内肿瘤或肿瘤晚期颅内转移,属中医痰结瘀阻之证。如闻诊中的咳嗽,咳嗽是肺部疾患的中心症状,乃由各种病因引起肺失宣肃、肺气上逆所致。大部分肺癌均以咳嗽为首诊症状。若咳嗽声音重浊,咯稀白痰,伴鼻塞流涕,多为外感风寒;若咳嗽声浊痰多,属湿邪阻肺;若咳声不畅,痰稠色黄,咯痰难出,为痰热壅肺;肿瘤患者干咳无痰或少痰,低热盗汗,咽干燥,多为阴虚肺热。肺癌各个阶段,均有不同程度的刺激性呛咳,中期肺癌对症止咳治疗可获得暂时缓解,但容易掩盖对病因的诊断,晚期肺癌的咳嗽对证治疗常不能止咳,当对因治疗后咳嗽消失。当然咳嗽仅仅是肺部肿瘤的一个症状,而临床不能仅凭咳嗽缓解与否作为肺癌疗效的评定指标。头颈部或肺部肿瘤放射量过大出现放射性肺炎或肺纤维化时,刺激性干咳尤为突出。如问诊中的问寒热,许多恶性肿瘤患者常有发热。造血系统肿瘤,特别是急性白血病、恶性淋巴瘤、多发性骨髓瘤伴发热者最为常见。其他肿瘤,如肺癌、肝癌、肾癌、膀胱癌、直肠癌等也常伴有发热。其肿瘤生长缓慢、坏死范围小,自身中毒轻者,多出现低热;若肿瘤生长迅速,有进行性急性坏死或继发感染者,多出现中度以上或持续不退的高热。肿瘤发热多属里证,初期多为正盛邪实,热毒较盛,中晚期则正气已衰,瘀毒热邪内结,形成正虚邪盛之势,问诊时务须详察明辨。如切脉中的数脉,脉急促,一息五六至(每分钟 90 次以上)主热证。有力为实热,无力为虚热。肿瘤患者并发感染,或有癌性发热常有数脉。胃肠癌、胰腺癌,属脾胃湿热者,其脉多滑数;肝癌、胆囊癌湿热毒邪内蕴者,其脉弦数;放疗后、肿瘤晚期恶病质阴血亏虚者,可有细数脉。

中医学理论强调四诊并用,诊法合参。正如《医门法律》说:"望闻问切,医之不可缺一。"症状是疾病所反映的重要诊断信息,也是辨证的基础。四诊就是医生运用不同的感觉器官详细收集临床资料的根本途径。然而,四诊合参,四诊并重,并不等于面面俱到,更不应机械地将望、闻、问、切四诊截然分开。临床只有根据主诉,有目的、有系统,重点收集临床资料,才能抓住主要矛盾。

(三)八纲、气血津液、脏腑辩证

中医学在历史上所形成的辨证分类方法有多种,其中最基本的方法是八纲。八纲是从各种具体证候的个性中抽象出来的带有普遍规律的共性,即任何一种疾病,就大体病位看,总离不开表或里;从基本性质来说,一般可区别为寒与热;从邪、正斗争的关系看,主要反映为实或虚;从病证分类来说,都可归属于阳或阴两大类。因此,疾病的病理变化尽管纷繁复杂,但运用八纲对病情进行辨别归类,则可以起到执简驭繁的作用,所以,八纲是辨证的纲领。在八纲中,阴阳又是总纲,它可以概括其他六纲。如表、热、实属阳;而里、寒、虚属阴。如肿瘤多为里证,常有寒热虚交错出现,极为复杂。辨证时有里寒、里热、里虚、里实及寒热错杂,虚实互见等,需细审明辨。一般而言,肿瘤伴有肢冷不温,寒喜暖,腹痛便溏,尿清长,苔白脉沉迟为里寒证;如壮热口渴,目赤唇红,躁扰不宁,尿黄赤,舌红苔黄,脉沉数为里热证;如气短懒言,纳呆倦怠,头昏心悸,舌胖苔白,脉沉弱为里虚证;如壮热气粗,大便秘结为里实证。

气血津液辨证,是在脏腑学说的理论指导下,分析气血津液的病理改变的一种辨证方法。气血津液的病证,一般可分为两个方面,一是气、血、津、液的亏虚不足,属虚证范畴;一是气、血、津、液的运行障碍而表现为邪实有余,属实证范畴。气血同病辨证是肿瘤论断中最为常用的辨证方法,对肿瘤的诊治具有十分重要的意义。临床常见气滞血瘀、气虚血瘀、气血两虚、气不摄血、气随血脱等证。如气虚血瘀是指既有气虚之象,同时又兼有血瘀之证候,多因久病气虚,瘀血内停或肿块内结日久,因瘀致虚,而形成正虚邪实的气虚血瘀证。此类证型亦是肿瘤过程中常见的证候之一。临床可见面色少华,气短懒言,倦怠乏力,疼痛如刺,痛处不移而拒按,舌质暗或见瘀斑,脉沉涩。津液辨证就是分析、判断疾病中有无津液亏虚或水液停聚的辨证方法。如水饮内停证是指津液输布、排泄失常所导致的以水肿为主的病证,多见于晚期肿瘤患者由于肺脾肾输布、调节水液的功能失常,或由于肿块压迫或阻塞经脉水道所致。临床表现为全身或局部不同程度的水肿,尿少腹胀,纳呆便溏,神倦肢困,舌淡胖而暗,苔白滑,脉沉迟无力。

脏腑辨证是根据生理功能、病理特点,对疾病证候进行分析归纳,借以推究病机,判断疾病的病变部位、性质、正邪盛衰等情况的一种辨证方法。它是其他多种辨证方法的基础。中医在临证时,虽有多种辨证方法,如上所述八纲辨证、气血津液辨证等,它们各自有不同特点,但在确定病位、病机时,无一不与脏腑密切相关。任何致病因素,如外感六淫、内伤七情或毒邪瘟疫都是通过影响脏腑使其功能失调后,才能引起疾病表现的,所以,脏腑辨证在临床诊治疾病时具有其他辨证方法无法取代的重要作用。由于肿瘤疾病的复杂性及证候的多样性,决定了脏腑病辨证的内容极为丰富。如肺阴虚多由肺阴亏虚,虚热内生所引起,常见于晚期肺癌、喉癌及支气管肿瘤患者,邪热瘀毒蕴肺日久,耗伤肺阴所致,或头颈部肿瘤如鼻咽癌等放疗后,癌毒虽除,肺阴已伤之证候,临床表现干咳少痰,或痰少而黏不易咯出,口燥咽干,形体消瘦,午后潮热,五心烦热,或痰中带血,盗汗,气息短促,声音嘶哑,舌红少津,脉细数等。如脾气虚弱是指脾气不足,运化失职所表现的虚弱证候,见于各种肿瘤体虚者及肿瘤化疗、放疗、手术后。临床表现为腹胀纳差,食后胀甚,大便溏薄,肢体倦怠,少气懒言,形体消瘦,面色萎黄,舌淡苔白,脉缓弱。如肝失疏泄,气机郁滞所表现的系列证候称为肝气郁结。多见于肝癌、食管癌、胃癌等消化道肿瘤及乳腺癌、卵巢癌等肿瘤早中期正胜邪实阶段。临床表现为胁肋或少腹胀痛,窜痛、纳呆、胸闷易怒,或乳房胀痛,月经不调,甚则闭经,或咽部梗塞,或胁下痞块,苔薄白,脉弦等。如肝肾阴虚是指由于肝肾阴液亏虚,阴不制阳,虚热内扰所表现的证候,多见于肝癌、膀胱癌、前列腺癌及妇科肿瘤等晚期患者。临床表现为五心烦热,盗汗,或头晕目眩,耳鸣健忘,口燥咽干,失眠多梦,肋痛,腰膝酸软,男子遗精,女子月经量少,舌红少苔,脉细而数。如心脾两虚证是指心脾气血不足,机体失养所表现的虚弱证候,多见于血液系统肿瘤及其他各种肿瘤放、化疗、术后体虚者。临床表现为倦怠乏力,心悸怔忡,失眠多梦,头晕健忘,食少腹胀,便溏,面色萎黄,或见皮下瘀斑,女子月经量少色淡,淋漓不尽,舌质淡嫩,脉细。

(四)病证结合

辨证论治是中医学的理论核心和主体思想。辨证是辨病的基础,而辨病又是对辨证的诠释和补充。中医对肿瘤疾病的诊治,也充分体现了辨病与辨证相结合的实事求是、审证求因的诊疗思想,即为了寻求准确的疾病诊断和最佳治疗方案,常常要将临床所得资料进行详细分析和综合评判,辨别病变本质,从而判断出证候和名称,因此,全面分析,病证结合,把握主次是中医诊断的特点。辨病与辨证相结合,既重视疾病的基本矛盾,又抓住疾病当前的主要矛盾,达到正确归纳、分析,找出病因,识别病性,确定病位,把握病势,判明邪正盛衰,抓住疾病的本质和内在联系,为立法论治提供可靠的客观依据。

坚持辨病诊断的基本原则有以下几点。①全面分析病情:全面收集符合临床实际的四诊资料,并借助现代科技的相关理化检查,对肿瘤的辨病诊断至关重要,这也是全面分析病情,取得正确辨证诊断的客观依据。②正确处理肿瘤局部与整体的关系:在肿瘤疾病过程中,瘤体病灶的存在使受侵脏腑器官组织经脉受到损伤,甚至影响到全身各脏腑功能的改变,对机体整体产生巨大影响;反之,全身整体功能状况的好坏不仅直接关系到肿瘤的发生与发展,而且还直接影响到对肿瘤的局部治疗效果。因此,我们在对肿瘤疾病辨证时,既要注重机体的临床表现与体征(即整体),又要强调肿瘤瘤体存在的客观现实(即局部),只有处理好肿瘤局部与整体的关系,才能达到预期的治疗目标。③辨病与辨证相结合:随着现代科技的发展,多种先进的理化诊断方法相继问世,如 B 超、CT、核磁共振、放射免疫、穿刺活检等,对于推动肿瘤的早期诊断及治疗效果的评价等均产生了积极的影响。加之肿瘤疾病不同于一般的内科疾病,大多具有发病急、进展快、病情险恶、早期诊断困难、病期与预后密切相关等特点。因此,只有在诊断出何种肿瘤的基础上再进行辨证,更切合于临床实际,对提高中医肿瘤治疗效果亦大有裨益。现代医学研究证明,各种肿瘤都有它自己的生物学特性,其发生、发展规律、形态学变化及病理变化等虽具有某些共同规律,但也有其不同个性,这种共性与个性的病理态势,形成了中医辨病与辨证相结合理论指导下对肿瘤疾病进行个体化治疗的思想体系,充分展现了以病为纲,从病辨证的诊疗学思想的科学内涵。④去伪存真,抓住本质:一般而言,在肿瘤临床过程中,患者都有一个瘤体或肿块的客观存在,虽然同是"瘤体"或"肿块",但其所形成的病机是不同的;再从证候看,肿瘤的一些典型证候较易识别,但证候不典型者常常占多数,有时一些症状还相互矛盾,甚至出现假象,即"真寒假热""真热假寒""大实有羸状""至虚有盛候"。因此,要善于从众多临床表现中由表及里,去伪存真,透过现象,抓住疾病本质。要做到这一点,首先要抓住关键性的本质证候。例如,舌象和脉象是辨别寒热虚实真假极具参考价值的指征,虚寒证舌淡而润,脉象沉迟无力;实热证舌红而干,脉数有力……总之,临证必须四诊合参,详审细辨,方不致误。⑤把握主次及转化:肿瘤疾病过程中所表现出来的典型的主证,就是辨病的主体,辨明主证是辨证之关键所在。所谓主证,是从病机分析角度去判别比较,能反映其病理本质,并对病情发展起决定作用的证候。主要矛盾(主证)解决了,次要矛盾(兼证)亦随之而解。例如:某些晚期肿瘤患者、病情比较复杂,既有肿块存在,又有倦怠、纳呆、消瘦等脾虚症状,同时还有其他若干兼证。据证分析,抓住脾虚为其主证,治以调理脾胃为主,随证加减,往往可使临床症状好转或改善。又如有些患者表现为肿块疼痛、口干苦、腹胀便秘等,虽见其他兼证,但据病机分析,应以瘀毒内结为主证,治以祛瘀解毒为主,常能获效。此外,还应注意主要矛盾和次要矛盾的相互转化。肿瘤的主证并不是始终不变的,在疾病衍变过程中,主证和非主证会发生相互转化。如胃癌,证见胃脘疼痛,腹部肿块,胀满不适,纳少神疲等,此乃瘀血内停证,但若出现便血或吐血较甚,患者汗出面色苍白等,此时主证由瘀血证转化为失血证,当用止血补益法。因此,严密观察肿瘤过程中的主次变化,并根据病证的主次转归及时采取相应的治疗措施,是中医肿瘤辨病诊断的主要原则之一。

（五）肿瘤现代诊断方法

1. 肿瘤的病理学诊断

肿瘤是机体在多种内在和外在致瘤因素作用下，引起细胞异常增生而形成的新生物，常表现为肿块。肿瘤细胞系由机体内幼稚细胞转化而来。致瘤因素作用于幼稚细胞的遗传物质，引起遗传密码的改变，并随细胞的繁殖将改变了的遗传密码不断传给子代。这样的细胞即使脱离了致瘤因素的作用，亦能相对无限制地繁殖，从而失去与机体的协调。由于遗传物质的变化，肿瘤细胞就具有了与正常细胞不同的异常形态、代谢和功能。肿瘤主要分为良性及恶性两大类，良性肿瘤的生长能力有一定的限度，局限性生长通常不会引起严重后果。而恶性肿瘤增长迅速，向全身扩散，如不及早治疗必将使患者死亡。恶性肿瘤的基本特征是细胞的异常，对细胞生长和功能的控制降低，并因浸润性生长和转移而给患者带来严重后果。

常规病理诊断技术主要是依赖于石蜡切片和冰冻切片的制作及苏木素–伊红染包（H–E 染色）。用细胞学技术诊断肿瘤现已广泛应用。细胞学诊断技术简易、经济、快速并有相当可靠性。适合于各类医疗单位使用，易为广大群众接受，是肿瘤普查、早期发现、追踪治疗效果和确定有无复发的优良手段。免疫组化技术是利用免疫学原理来研究组织及细胞中的特异成分，即利用已标记的特异性抗体来检测组织或细胞内的未知抗原，并利用酶作底物所产生的颜色来显示其活性及定量、分布等。肿瘤的 DNA 分析及细胞动力学，主要采用流式细胞技术、显微分光光度计技术、放射自显影技术、原位核酸分子杂交技术。

虽然近年来肿瘤的影像学诊断技术、内窥镜检查术及肿瘤标志物基础诊断技术均有迅猛发展，但要精确地确诊肿瘤及其性质，病理学诊断仍然是最主要依据。肿瘤病理学诊断不仅对于鉴别真性肿瘤与瘤样病变，肿瘤的良性与恶性，确定肿瘤的组织学类型与分化程度，恶性肿瘤的扩散与转移等起着决定性作用，而且还为制定治疗方案和判断预后等提供了重要依据。早期采取肿瘤标本做病理学诊断对早期确诊尤为重要。总之，肿瘤病理诊断技术在肿瘤诊断中仍占有十分重要的地位，这是其他诊断技术所不能取代的。

2. 肿瘤的内镜诊断

由于内镜具有直视诊断的优点，能直接看到和区别正常与病变组织，能够明确地鉴别在影像学诊断时容易发生混淆的阴影，还能在直视下采取活体组织做病理学检查，因此，在肿瘤的诊断和治疗上具有较高价值。目前各种影像分辨率较高，便于消毒浸泡，可照相放大，操作方便的电视内镜系统的应用，使腔道内早期肿瘤或息肉恶变，异型增生和溃疡癌变能及时发现。

对某些细微病变的辨认,疑难疾病的动态观察和肿瘤发生、发展的研究,均具有独特优势。

胃镜检查术、结肠镜检查术、腹腔镜检查术是常用的内镜检查方法,超声内镜(EUS)的应用、内镜中造影、内镜激光血卟啉衍生物(HPD)探测、内镜下放射性核素检测等是内镜诊断技术的主要进展。内镜诊断肿瘤的主要方式是通过形态学的观察和分析。通过目镜或带电视放大系统的内镜,直接观察肿瘤和周围组织器官。如发现巨大溃疡、周边呈不规则隆起、中央糜烂出血或发现不规则隆起肿块等,应引起检测者高度重视。如病灶较小,较隐蔽,可以放大数十倍进行仔细观察,必要时还可将所观察到的放大彩色电视图像记录、拍照和录像。对疑诊为癌或形态上是肿瘤的病变,可在内镜中做活检送病理学诊断。这是内镜检查比其他现代诊断手段优越的地方。通过病理检查,不但可明确肿瘤的类型,而且可做细胞学诊断。某些肿瘤可用染色剂、荧光剂作观察。通过病灶部位显色差别或荧光显示鉴别肿瘤的良恶性,提示可疑部位做活检并显示病变浸润范围。

3.肿瘤的影象学诊断

(1)肿瘤的 X 射线诊断:在人体各部位表现不同的诊断基本要点。①胸部肿瘤主要指肺、横膈、纵隔和胸廓的肿瘤。发生于肺门附近的纵隔肿瘤、中央型肺癌或肿瘤有肺门淋巴结转移时,往往发现肺门增大。纵隔恶性淋巴瘤也可推移肺门向外移位。纵隔肿瘤常使纵隔增宽;较大的肺肿瘤可推移纵隔向对侧移位,一侧肺不张时可使纵隔向患侧移位。若发现肺内有软组织块影时,应与肺结核、肺脓肿等相鉴别,怀疑为肿瘤时应区分良性、恶性,良性肿瘤边缘光滑整齐,而恶性肿瘤往往边缘呈分叶状,毛刺状,有凹陷或切迹。多发性的肺内阴影多数是转移性肿瘤所致。如有阻塞性肺气肿、肺炎和肺不张存在时,应鉴别肺部肿瘤压迫支气管所造成支气管狭窄和阻塞。当支气管狭窄时,呼气时气体排出不畅可引起相关肺叶的阻塞性肺气肿。支气管受压狭窄也使分泌物引流不畅,致使肺炎久治不愈或反复发作。当肿瘤使支气管完全阻塞时可引起肺不张。胸腔积液和胸膜增厚有时是恶性肿瘤侵及胸膜腔的表现。胸骨肋骨及胸廓的癌瘤可使骨骼变形、破坏,甚至于病理性骨折,侵及软组织时可产生软组织肿块。②消化系统肿瘤 X 射线诊断基本要点:通过口服钡剂后观察胃轮廓胃黏膜皱襞有否充盈缺损,龛影、胃壁运动情况和边缘是否规则等。若肿瘤凸向胃肠道腔内,可形成造影剂充盈缺损。恶性肿瘤的充盈缺损较大,基底广,表面不规则;而良性肿瘤充盈缺损较小,基底部狭窄,表面较光滑。当肿瘤坏死形成溃疡时,钡剂在 X 射线中形成龛影。恶性龛影的边缘常不规则,口部的外围有肿瘤组织所形成的一圈阴影称为环堤,应与良性龛影的溃疡相鉴别。恶性肿瘤时还可使胃黏膜皱襞中断或破坏,胃肠道功能改变,如局部管壁僵硬、蠕动消失。有时胃肠道管腔发生持久性局限性缩窄,也应警惕恶性肿瘤存在。③骨骼系统肿瘤X射线诊断基本要点:骨肿瘤在X射线上的表现,主要为骨小梁模糊、消失,骨皮质变薄直至消失,皮质可呈虫蚀状破坏。良性骨肿瘤骨皮质变薄但保持连续性。恶性骨肿瘤的骨破坏区边缘不清,骨皮质有缺损。肿瘤侵及骨膜时常有骨膜反应,恶性骨肿瘤的骨膜反应常呈日光放射样或呈三角形,称为Codman角。有些原发骨肿瘤和转移瘤,骨皮质增厚、致密、髓腔变窄或闭塞。成骨肉瘤还可产生肿瘤骨,呈针刺状密度增高影。软骨类肿瘤往往可见肿瘤内有钙化密度增高区。骨肿瘤若破坏皮质或使骨皮质变薄时常继发病理性骨折,肿瘤穿破骨皮质后,常在软组织中引起密度增高的肿块阴影。恶性骨肿瘤在做血管造影时,还可见新生的肿瘤滋养血管,粗细不均,有时有中断。数字乳腺摄影诊断乳腺癌、动脉数字减影血管造影(ADSA)的应用、影像存储与传输系统(picture archiving and communication system,PACS)的应用和数字化放射学检查是肿瘤X射线诊断的主要进展。

　　(2)肿瘤的CT诊断:计算机X射线体层摄影(computed tomography,CT)由于可显示断面图像,可直接观察普通X射线所无法见到的身体内部组织结构和病变,此外还可测量各种组织的密度值。因此,目前CT已成为诊断体内各部位肿瘤的一个极其重要的手段,在肿瘤的早期诊断和鉴别诊断时意义重大,并可以进行CT引导下经皮穿刺活检、液体引流和肿瘤的局部化疗。如头颅及中枢神经系统:CT检查几乎对所有的颅脑疾病和损伤都有一定的诊断价值。对眼、耳、鼻、喉部肿瘤,高分辨力CT可显示肿瘤范围和骨结构受侵情况。还可与这些组织内炎症、囊肿相鉴别,也可鉴别肿瘤的良恶性,显示这些部位肿瘤大小,浸润范围,与周围组织关系。由于颅内绝大多数肿瘤组织与正常脑组织在密度上存在一定差异,所以CT对颅内肿瘤诊断的准确性较高。恶性肿瘤的肿瘤血管使血脑屏障破坏,造影剂容易进入肿瘤组织而得到强化,使CT可显示中枢神经系统内肿瘤大小、形态、数目、部位等。因而CT对肿瘤的定性和定位有很大帮助。但椎管内肿瘤往往需非离子型造影剂造影后才能在CT扫描中清晰显示。后颅凹肿瘤由于颅骨伪迹影响,使CT诊断有较大困难。胸部CT扫描最重要的是检查纵隔,CT能分辨纵隔内实性肿块或近似水性的囊肿,低密度的脂肪和高密度的钙化,并能确定肿瘤的位置、范围及周围组织的解剖关系。其次,CT检查有利于发现肺内较隐蔽的肿块和右肺门后肿大的淋巴结。CT对胸膜肿瘤较易诊断,主要观察其大小、数目和范围,测定CT值,观察胸壁及肋骨的变化。

　　(3)肿瘤的磁共振成像技术诊断:磁共振成像技术(magnetic resonance imaging,MRI)能提供大量的信息,明显优于其他成像技术,对肿瘤诊断提供了一种新的手段。①颅脑 MRI 可清楚地分辨脑的 3 种结构:灰质、白质、脑脊液,与 CT 相比无骨性伪影,因此特别适用于颅后窝和颅底附近疾病的检查。MRI 还可取得直接的清晰的冠状层面和矢状位断面的图像,特别是脑干的矢状断面图像。因此对于颅内各种疾病的检查明显优于 CT。②脊柱和脊髓病变:MRI 能非常清晰地显示脊柱各椎体,椎间盘的髓核和纤维软骨环及其他附件。能直接观察脊髓、蛛网膜下腔,而不需用造影剂。极有利于直接显示脊髓肿瘤,以及脊髓的其他病变和各种椎管内病变。MRI 对脊椎病变,如转移瘤、结核等都有特征性的征象。

(4)肿瘤的超声诊断:超声技术发展很快,近年来由于采用了高频率、高分辨率匹配探头,各类腔内探头,彩色血流显示以及介入性超声等技术,大大提高了超声诊断的质量并扩展了临床应用范围。目前,B 型超声诊断已广泛地应用于乳房、甲状腺、肝、胆、胰、脾、肾、眼、腮腺、肾上腺、子宫体、卵巢、腹膜后、浆膜腔等多种脏器疾病和肿瘤的诊断和鉴别诊断,特别是肝脏的影像学诊断,B 超成为首选诊断手段。现代超声显像能清晰显示肝脏形态、结构的变化及肝内血管韧带,从而能发现肝脏占位病变,并能反映病灶的物理特性、确诊病变的部位。肝细胞癌的超声分型大体上可分为结节型、巨块型、弥漫型,肿瘤由小到大其声像图表现不同。高分辨力超声能发现直径小于 2 cm 的小肝癌,超声能够清晰显示胆囊和胆管结构,不仅能显示壁的增厚性改变和小于 1 cm 的肿块,并能通过胆囊、胆管的动态变化观察,提高对胆系肿瘤的早期诊断率,已成为胆系肿瘤的首选检查方法。

4. 肿瘤标志

肿瘤标志(tumor marker)是指由肿瘤组织产生的反映肿瘤自身存在的化学物质,又称肿瘤标记物。这类物质可以是脂类和氨基酸衍生物,也可以是蛋白质(肽类激素和酶)。①常见蛋白质类肿瘤标志物,如甲胎蛋白(alpha-fetoprotein,AFP),是一种癌胚蛋白。肝细胞癌、卵黄囊和胚胎性肿瘤及部分肝外肿瘤可重新合成胎儿期 AFP,从而使血清 AFP 浓度上升。AFP 诊断原发性肝癌有假阴性和假阳性,对 AFP 低浓度原发性肝癌的早期诊断也不一定能确诊。AFP 的诊断标准,一般认为血清中 AFP 超过 500 μg/L,持续 4 周者或 200～500 μg/L,持续 5 周,排除其他因素引起 AFP 升高。结合定位检查,即可做出原发性肝癌的诊断。②常见酶类肿瘤标志物,如酸性磷酸酶(acid pbosphatase,ACP):ACP 存在于前列腺及其他细胞的溶酶体中。前列腺组织中其活性较其他组织中高出 100～1 000 倍,因此,ACP 成为前列腺组织中的特征性酶。男子的 ACP 正常值上限为 40 金氏单位/L。未转移的前列腺癌 ACP 正常或轻度上升。已转移的前列腺癌患者血清中,ACP 活力增加可达正常值几十倍。但前列腺肥大、胃癌、结肠癌、乳腺癌、甲状腺癌、肾癌、卵巢癌、霍奇金淋巴瘤、多发性骨髓。③激素与异位激素，如人绒毛膜促性腺激素（human chorionic gonadotrophin，HCG）：HCG 是一种糖蛋白。在妊娠及绒毛膜上皮癌时 HCG 明显升高，在患者血清和尿中都可检测出，在肺癌、子宫内膜癌、卵巢癌、子宫颈癌、白血病等患者尿中亦能发现 HCG，但在血清中阳性率不高。据报道，睾丸癌患者的 HCG 大部分也升高。某些良性疾患，如肠炎、慢性肝病及消化道溃疡亦可见 HCG 升高。在绒毛膜上皮癌的治疗中，HCG 可作为疗效好坏的指标，也可用作判断有否复发和转移的标志。近年来，非滋养细胞肿瘤产生 HCG 逐渐受到重视。对膀胱癌、胃癌等肿瘤的研究发现，细胞分化越差，HCG 阳性程度越高，提示肿瘤恶性程度越高。发现 HCG 起源于多潜能的干细胞，起源于生殖细胞网。测定非滋养细胞肿瘤 HCG，将为临床判断肿瘤恶性程度及预后提供可靠依据。④癌基因与抑癌基因，如 *C-abl* 与慢性髓细胞性白血病（CML）：20 世纪 60 年代通过细胞核型分析证明癌细胞均为非整倍体细胞，可出现染色体断裂和重排，因而产生一些肿瘤特异性的标记染色体。其中人慢性髓细胞性白血病（CML）患者中，约有 90% 出现标记染色体即 ph 染色体。分子生物学研究认为 ph 染色体出现与 *C-abl* 原癌基因活化有关。*C-abl* 原癌基因被第 22 号染色体中免疫球蛋白基因调节顺序所激活，导致细胞癌变。目前已采用 DNA Southern blot 分子生物学技术对 CML 患者进行诊断，据称准确性可高达 99.5%。肿瘤标志在临床肿瘤诊断、检测肿瘤复发和转移、判断肿瘤治疗效果和预后以及群体随访观察等均有较大的实用价值。肿瘤标志的研究还可以为肿瘤早期发现和从理论上系统探讨肿瘤的发生、发展机制开辟新的前景。

　　以上阐述了各种临床检测手段在肿瘤的诊断中的应用。但在实际应用中各种检测手段并非是孤立的，而应有计划地联合应用，多种检测方法一起使用，以便对癌肿做出早期诊断和早期治疗，提高患者的生存率。

三　肿瘤中医治疗原则

　　中医对于恶性肿瘤的治疗由来已久，历代医家治疗肿瘤不外乎"坚者消之，结者散之，留者攻之，损者益之"四法，这些治疗法则都是建立在辨证论治的基础之上的。

　　古代医家在应用上述法则治疗肿瘤方面取得了丰硕的治疗成果，并为后人留下了大量的有文字记载的宝贵经验，同时亦指导着当今的肿瘤临床治疗工作，使之成为用之不尽的源泉。随着中医学本身的不断发展与进步，现代肿瘤学的创立与发展，特别是现代肿瘤临床学方面的不断进步与提高，使我们在运用中医理论和中医方法治疗恶性肿瘤方面有了新的天地。当今时代,经过几代人的努力,使中医对恶性肿瘤的治疗有了新的发展与创新,在古人的基础上,结合现代中医的理论,在临床实践中不断总结、提炼、归纳,建立了恶性肿瘤治疗中为大家所公认的十大法则,即健脾理气法、益肺养阴法、补肾培本法、养血补虚法、清热解毒法、软坚散结法、化痰祛湿法、活血化瘀法、通腑攻下法和以毒攻毒法,成为中医治疗恶性肿瘤的治疗的主要法则。医学科学的不断进步,实验技术的建立和提高也为中医肿瘤学的发展提供了坚实的基础。从实验室的研究方面同样得到证实,中医对恶性肿瘤的十大治疗法则是有其理论基础和物质基础的。因此中医治疗恶性肿瘤的十大法则是以其坚实的中医理论作为指导,丰厚的临床疗效作为基石,可靠的实验结果作为发展动力的。如果能将这十大法则有机地、有序地结合,在肿瘤患者的治疗过程中灵活运用,就能进一步提高对癌症患者的治疗效果,也有助于全面地认识癌症的本质。

四 肿瘤中医临床治疗

(一)肿瘤的辨证论治

肿瘤辨证论治,是中医诊断、中医诊治原则,在肿瘤范围内的具体应用。例如,在早期,可以有"无证可辨"的情况。患者没有症状,脉、舌也都正常,全身情况良好,气色、外观都正常,但是癌肿已确实存在。这种情况,称之为"无证可辨",是古代中医没有遇到过的。一般在这个阶段,患者大都采用西医或者中西医综合治疗为主。以西医"攻癌"为主,中医以辅助西医治疗为目的。在西医治疗告一段落后,再用中药以扶正、改善症状、预防复发转移、提高生存质量和生存率。肿瘤发展到中晚期,病情错综复杂,变化多端,辨证相当困难。与西医治疗综合时,以扶正、改善西医治法的副作用、提高治愈率为目的。在西医治疗告一段落后,中医常需继续治疗相当时日,以巩固疗效,防止复发和转移。某些癌肿,在这一阶段,可能只能以中医治疗为主,则大致可应用这一模式:中医辨证论治、辨病论治、对症、支持等治疗。辨证治疗时,除可在中药中适当加入辨病中药外,还可结合现代医学手段。如采用介入治疗,以中药抗癌制剂为主等。到了后期,又有所谓恶病质的情况,正气虚衰,大肉尽削。对于中医临床遇到最多的晚期癌肿患者,还应分析不同情况,予以最合适的治疗。①还可以西医治法做适当治疗者,应结合中医辨证论治,争取较好效果;②只能以中医治法为主者。可以中医辨证,结合对症、支持等治疗。对症、支持等治疗,亦可采用西药,则成为以中医为主,西医为辅的治疗模式。③中医的内治、外治相结合。④终末期患者,可重点以扶正为主。

（二）肿瘤的辨病论治

所谓"辨病论治"，实际上就是以抗癌为主。中医的"抗癌"，有几种方式：以传统方剂为主；以新研制的抗癌中药为主；以抗癌制剂，采用现代医学方式，局部应用。为提高疗效，"辨病论治"常需与"辨证论治"相结合应用。传统方剂中，常用于抗癌治疗者，大致可分成以活血化瘀为主，或清热解毒为主，或以毒攻毒，也有软坚散结为主者。不少中药，已提取了有一定疗效的有效成分，也有的以复方制成一定的制剂，方便临床使用。但目前国内流行的不少抗癌制剂，尚未能成为国际公认的抗癌药物，尚待进一步努力。辨证论治，常以调整患癌宿主的整体为主，而辨病论治，常更多的专注癌肿局部。针对癌肿局部，除全身用药，如口服、肌内注射、静脉注射外，还可采用现代方法，更直接地针对癌肿局部。如动脉内的用药或动脉介入治疗，用中药制剂直接注入癌肿的供应动脉。又如，在 B 超引导下，或在 CT 引导下，将中药制剂直接注入癌肿内。再如，直肠癌，用中药制成制剂，做保留灌肠，以取得局部疗效。又如，对癌性胸水、腹水，用中药制剂注入，以控制恶性胸腹水。也可在膀胱内灌入中药制剂，以局部治疗。宫颈癌也有用局部敷贴治疗者。总之，中医辨病治疗，方式不少，但大都还有待进一步提高。

（三）肿瘤的中西医结合治疗

肿瘤的治疗是一门综合医学学科，不是靠单一的治疗手段和措施就能治愈肿瘤本身。虽然西医和中医在各自的领域中都能发挥对各个时期肿瘤的治疗效果，比如西医的手术、放疗、化疗能最大程度地减少早中期肿瘤负荷，杀灭癌细胞；中医能够改善晚期症状，提高生存质量。但是两者也都有一定的局限性，例如西医注重的是局部治疗，毒副作用大，中医着重于整体治疗，抑瘤杀癌缓慢，所以中西医结合治疗的关键是在充分估价两者抗癌方法优缺点的基础上，有计划地综合应用中西医结合治疗手段，发挥各自的优点，在一定程度上避免或减少其毒副作用，减少复发和转移，使各自的治疗能顺利进行，并且抗癌作用和机体的免疫功能明显增强，促进康复，更使患者得到必要的生存质量和远期疗效以及更长的生存期。因此，在实际临床工作中，积极运用中医药与手术、化疗、放疗以及其他治疗相结合，是十分必要的。

（四）肿瘤的中医介入治疗

介入放射学是在 X 射线透视，CT 和 B 超导向下，利用特制的穿刺针，导丝和导管等器械进行的诊断和治疗技术，在治疗上分为血管性和非血管性介入放射学，主要目的是使局部组织（肿瘤区域）的药物浓度高于其他给药路径，而全身副作用轻，疗效提高。自 20 世纪 60 年代初至今，国内外学者对各种恶性肿瘤进行大量的介入放射学方面的研究,使之成为近年发展较快的新兴医学学科,演变为许多疾病的重要治疗手段之一,尤其在肝癌等方面已成为非手术治疗的首选。我国在介入治疗学方面起步于 20 世纪 80 年代,除了开展和国外一样的动物实验和临床研究外,还对中药在介入治疗学中的应用进行了探索和实践,并取得了可喜的成绩。

(五)肿瘤的针灸治疗

针灸是祖国医学的一个主要组成部分,它是在实践基础上逐渐发展而形成。具有完整的理论体系。针灸学是以中医理论为指导,以经络学说为基础,与阴阳学说、脏腑学说相配合,阐明人体的生理、病理的发生与发展。它是中医治疗中的一个重要的治疗手段之一。针灸治疗肿瘤,通过针或灸刺激一定的穴位,调和阴阳气血,疏通经络,达到扶正祛邪的目的,从而使肿瘤疾病得到缓解症状,肿块稳定缩小或消失。

(六)肿瘤的中医外治法

中医药物外治就是采用药物制成不同的剂型,用于肿瘤局部患处,并依赖药物的性能,使其直达病所,产生效果,从而取得治疗肿瘤的目的。金代《儒门事亲》记载"枯瘤方",清《串雅内编》的"枯瘤散"都是将药粉以冰片或醋调匀,涂于肿瘤上,使其干枯而坏死自然脱落。在临床上,常用的外治法有膏药、油膏、掺药、箍围药、草药等,如蟾酥膏、如意金黄散、抗癌散、五虎膏、消瘤碧玉散、八宝珍珠散、锡类散、拔毒散、珍珠散、外科蟾酥丸、千锤紫金膏、紫归油。使用时常辨别属于阳证还是阴证为主要原则,进行分别使用。

(七)肿瘤的单方验方治疗

通过临床观察和整理,不少单方验方,对肿瘤治疗确实具有较好的疗效,甚至有的经现代科学研究,提取其有效成分,已广泛应用于临床治疗中。如小金丹、犀黄丸、片仔癀、平消片、甲基斑蝥素、金克槐耳等方药,值得进一步研究。

(八)肿瘤患者的饮食疗法

素有"医食同源"的说法,从神农尝百草,到《千金方》的"为医者,当须先洞晓病源,知其所犯,以食治之,食疗不愈,然后命药"之说。随着现代科学的发展,人们对饮食疗法也越来越重视,普遍把食疗运用于防治疾病和治疗肿瘤等多种疾病,提供合理充足的营养,增强机体的抵抗力和免疫力,促进体质康复,收到了不可忽视的效果,也充实了我国的传统医学的内容。恶性肿瘤是一种全身性疾病,它不但在局部浸润性生长,破坏正常组织器官,而且在生长过程中消耗了机体大量营养物质,因此,发现肿瘤后,在治疗的同时,更应注意饮食及营养这个问题。应当坚决避免食用含有致癌物质的食物,如含有多量亚硝酸盐的食物,如腌制品、烟熏制品、霉变的腐败不新鲜的食物,以及一些食品附加剂、农药污染的农作物等。摄取含有丰富的蛋白质、氨基酸、维生素及高营养(高饱和脂肪饮食除外)的食物,根据所患肿瘤的特点,选择适宜的营养食品,如维生素 C 与食管癌、胃癌,维生素 A 与膀胱癌,植物纤维素与大肠癌之间均有一定的关系。饮食的习惯如暴饮、暴食、三餐不时,或进食过烫、过快都是不利因素。因此,饮食疗法起到防治疾病的作用。对有利于抑制肿瘤产生,具有抗癌的食物,具有解毒、排毒的功效,需选择应用。如像绿豆、赤小豆、西瓜、冬瓜等利水之物,可以促使毒物排泄;海带、紫菜、牡蛎、大蒜等具有软坚散结、消瘤的作用;洋白菜、甘蓝、菜花的球茎中含有芳基烃化酶的诱导物,在小肠与肺(烃化物进入体内的主要部位)内的芳香基烃化酶全靠与食物内的诱导物相接触才能分解苯并芘,破坏致癌物质的活力。

五　肿瘤的中医预防

(一)注重防范,未雨绸缪

中医传统体系中早就有治未病的思想,强调未病先防,既病防变,《素问·四气调神大论》曰:"是故圣人不治已病治未病,不治已乱治未乱,此之谓也。夫病已成而后药之,乱已成而后治之,譬犹渴而穿井,斗而铸锥,不亦晚乎!"祖国医学早在 2 000 多年前,就记载了有可能对类似肿瘤形成相关因素,推测肿瘤的病因可能有外邪侵害、水土不适、饮食不调、情志失常等,可导致机体罹患肠蕈、石瘕、癖结、噎膈、反胃等类似现代医学的肠癌、食管癌、胃癌等肿瘤性疾患。

预防肿瘤不仅要从身边的小事做起,调摄精神,养成良好的生活方式,避免诱发癌的内外因素,还要注意积极治疗一些慢性疾病,特别是具有癌变倾向的慢性病。例如,预防胃癌须积极治疗慢性萎缩性胃炎、慢性胃溃疡;预防肝癌须积极治疗慢性迁延性肝炎及肝硬化;预防食管癌须积极治疗食管上皮重度增生;预防结肠、直肠癌,须注意结肠、直肠息肉和上皮重度增生;预防乳腺癌,须注意随访乳腺增生和纤维瘤;预防宫颈癌,须注意宫颈糜烂;预防皮肤癌,须注意皮肤黏膜白斑、色素痣颜色加深、慢性皮肤溃疡、经久不愈的窦道等。

(二)调摄精神,保持乐观

"形神合一"是中医理论的指导思想之一。形与神之间的平衡和谐,是保证人体健康的重要因素。七情过度,必然导致脏腑功能失调,经络瘀滞,脏腑功能失调又可导致气血虚衰。肝郁不能疏理气机,脾虚不能运化水湿,聚而蕴热生痰,气虚不能推动血行,血必留滞而瘀,而痰湿郁阻,气滞血瘀,留而不去,逐渐形成结块,久而盘踞坚牢,形成岩瘤。七情伤脏主要表现为:暴怒伤肝,过喜伤心,忧思伤脾,过悲伤肺,惊恐伤肾。七情内伤,扰及气血,可致气郁、气滞、血虚、血瘀等。在七情所伤或其他因素引起脏腑亏虚、气血失调等内虚的情况下,致癌因素作为变化的条件,通过"内虚",内外合邪,引起人体气虚血瘀,痰凝毒结,形成癌瘤。有人认为癌发生的主要性格特征是内向孤僻、拘谨、情感不能外露于表。在情绪、应激和冲突时倾向于隐退到自身内部,面向自己,不能有效地处理和散发在劣性应激状态中产生的强烈情感,极易产生焦虑、抑郁。人的性格、心理特征、情绪状态与癌症的发生有关。

调摄精神的原则是"精神内守",其具体做法是保持乐观、调和喜怒、消除忧愁、减少思虑、避免惊恐和四气调神。总的来说,在名利、荣誉面前,宜少思寡欲,与人无争,礼貌让贤;在失利、困难、疾病面前,当奋发图强、振作精神,战胜困难和疾病,变失利为顺利,勇往直前。保持乐观就是要让自己的主观努力保持与外界社会的统一,适当节制自己的嗜欲,特别是经过努力也不可能达到的欲望,知足者常乐,要善于把自己的主观臆想放在客观的现实环境中,把内、外环境统一起来,不违背社会客观条件,更不超越社会,脱离现实,追求难以做到的事情;调和喜怒,就是要控制情绪,调节情志,既不使其太过,又不使其持久,喜有度,怒有节,出入有序,藏露有规,如此则不伤脏,不损气,阴阳调,气血平,五脏强壮,身体康健;消除忧愁,首先要加强思想修养,树立正确的人生观,正视现实,面对未来,正确地看待自己,使思想经常处于乐观的状态之中,就会不生烦恼,要抱定多多付出,少少回报的态度,为人宜以胸怀宽大、容忍、仁爱为原则,对待周围纷繁复杂的事物,要思虑有度,处理果断,顺其自然;减少思虑,就是要清心寡欲,及静心少欲,排除杂念,自觉地加强精神修养,培养高尚的道德情操,还要注意劳逸结合,不可思虑太过,以免思虑损伤心脾;避免惊恐,就是要避免生活环境的嘈杂及不安全,自己要做正直、善良、襟怀坦白、光明磊落的人,于人、于己、于国无愧,泰然处世,则无惊恐可言;四气调神,就是要根据中医学"天人相应""天人合一"的观点,顺应四时气候的变化,调摄精神活动,以顺应自然界生、长、化、收、藏的规律,春夏养阳,秋冬养阴。总之,只要保持积极乐观的人生态度,一切困难、挫折都可迎刃而解,没有精神上的困扰,便会"真气从之",邪气不易侵犯。

(三)劳逸结合,起居有度

肿瘤的发生与劳伤有密切关系,无论劳力、劳神,还是房劳过度,皆能耗伤正气,导致正虚劳伤能导致机体气血失调,阴阳失衡,最终气滞血瘀,津枯痰结,形成肿瘤。适当的运动、劳作可以促进营卫气血在经络中的流动,使气血流通,津液输布全身,各组织器官都得到它的营养,从而使脏腑生命活力旺盛,肌肉健壮,筋骨坚强,耳目聪明,即达到通经脉、调气血,养脏腑、强筋骨的作用;而适当的休息,充足的睡眠,可以促进精、气、神的相互滋生,可积精生气、养气化神、全神固精,达到积精、养气、全神的效果,使精足、气盛、神旺。注意劳逸适度,包括注意体劳适度、防劳心过度、戒房劳过度、勿过逸以及起居有度。

(四)戒避烟酒,饮食有节

目前大多数慢性疾病是由生活方式不当引起的,肿瘤的发生与烟酒及饮食不当有密切关系。饮食不当是引起癌症的另一主要原因,《景岳全书》早就认为:"饮食无节,以渐留滞者,多成痞块。"《卫生宝鉴》也指出:"凡脾胃虚弱,饮食过度,生冷过度,不能克化,致成积聚结块。"食物在储存、制作的过程中,往往容易有致癌物质的产生,进食方式不当,如进食过快,易给胃增加负担,进食过热,进食过硬、过粗糙易损伤口腔、食管等的黏膜,引起食管、胃的炎症,易致恶变。一些营养成分的过多摄入也易引起肿瘤,高脂肪饮食会增加乳腺癌、结肠癌和前列腺癌的危险,与卵巢癌、子宫内膜癌和胰腺癌有关。

应该注意,避戒烟酒,避免主动、被动吸烟,不喝烈性酒,少喝其他酒类;减少饱和脂肪的摄入,降至30%或更低;减少或不吃熏制、腌制食物;储藏好桃仁、果仁、谷物等食物,防止霉变,生霉后不要食用;尽可能避免食用含有致癌物的添加剂和色素;购买没有被农药污染的新鲜水果和蔬菜食用;尽量不吃烤、炸的食物,蒸、煮的食物较安全;不要偏食,要注意膳食结构合理、营养要素平衡;不要常吃又咸又辣,或麻、辣、辛、酸等的食物,也不要常吃浓厚的调味品,如花椒、胡椒等;不能用洗衣粉擦洗食具、茶具或洗食物,洗衣粉可促癌瘤发展;不要用有毒的塑料薄膜包装食品或用有毒塑料制品盛食物,如聚氯乙烯是一种致癌物质。鉴于上述情况,我们应该有合理的膳食内容及良好的饮食习惯,如《素问·脏器法时论》所说:"毒药攻邪,五谷为养,五果为助,五畜为益,五菜为充,气味合而服之,以补益精气。"实际上包括了谷类、豆类果品类、畜禽类、蔬菜类。除了合理的膳食结构,还要有合理的食物烹调方法,这样才能最大限度地保持饮食中的营养成分,而避免烹调过程中产生一些致癌或诱癌物质。总之,戒避烟酒,合理均衡膳食营养对于健康至关重要。

(五)趋利避害,清除外因

肿瘤发生的外部因素很多,归纳起来大致有化学因素,其来源甚广,种类繁多,广泛存在于食物、生产作业环境、农药、医疗药品之中,如烷化剂、多环芳烃类化合物、芳香胺类化合物、氨基偶氮燃料、亚硝胺类化合物、植物毒素及金属致癌物质等;物理因素,主要包括灼热、机械性刺激、创伤、紫外线、放射线等;生物因素,包括病毒、霉菌毒素和一些寄生虫、细菌等,寄生虫、病毒、细菌不能直接引起人类的癌症,但在感染此类微生物的情况下,人体的组织和细胞发生炎症和增生,在增生的基础上癌变。基于上述知识,尽量避免与这些致癌因子的接触与感染是预防肿瘤的有效手段。

(六)早期发现,防微杜渐

肿瘤的早期发现、早期诊断、早期治疗属于二级预防,是目前研究的重大课题,是提高肿瘤疗效的关键。通过早期发现,早期诊断,采取手术、放射、药物治疗,约有1/3的癌症是可以治愈的。所以早期发现和早期诊断具有十分重要的意义,祖国医学中历代医家都较重视疾病的早防早治,如《丹溪心法》曾记载:"尝谓备土以防水也,苟不以闭塞其涓涓之流,则滔天之势不能遏;备水以防火也,若不以扑灭其荧荧之光,则燎原之焰不能止。其水火既盛,尚不能止遏,况病之已成,岂能治欤?"强调消灭疾病于萌芽状态。

(七)肿瘤的中医护理

中医护理是以中医学的整体观念为基础护理患者。包括人与自然界的统一、人与社会环境的统一、人体本身的形与神统一、实施对患者进行全面全过程的护理。在临床护理中运用辨证施护的方法及"因人、因地、因时"的三因制宜为原则。并以扶正祛邪,护病求本,分清标本缓急,急则护其标,缓则护其本,采取中医中药护理技术等综合手段,达到防治肿瘤疾病康复强身的目的。

中医护理肿瘤患者时,其主要的护理内容包括生活起居护理、病情观察与护理、情志护理、饮食护理、用药护理、康复锻炼与健康教育及临终关怀。以上护理内容与措施是否落实到位,是否恰当,将会影响肿瘤疾病的康复,因此护理人员一定要重视以上的护理内容和要求。

1. 生活护理

病室环境:一般室温保持在18～25 ℃为宜,湿度以50%～60%为宜。根据患者不同的证候特点,在病室温度、湿度、光线及色调上为患者创造相适应的居室要求。居室需开窗达到通风换气,保持空气新鲜。阳虚证表现为畏寒肢冷,喜倦卧,宜居阳光充足,室温较高,光线明亮,色调活泼鲜明之所;实热证或阴虚火旺者表现为烦热、口干、咽燥、自汗或盗汗等证,宜住凉爽通风、光线稍暗、色调淡雅、室温较低之所;湿热证宜住通风、干燥、凉爽之所;夜间护士巡视病房时手电筒一般勿直接照在患者脸部,可以照在床下或床侧,以不影响患者休息为宜,同时也不致妨碍病情观察。注意充分休息、定时排便、按时进餐、适当活动、个人卫生等,养成良好的起居卫生习惯。

　　2. 病情观察与护理

　　晚期肿瘤患者常有不同程度和部位的疼痛、腹胀、食欲缺乏、恶心呕吐、便血尿少,低热盗汗,甚则排便排气受阻、昏厥、虚脱、神志不清、无尿,在护理观察时应密切注意诸症并发,及时汇报记录。

　　3. 情志护理

　　主动认真实施情志调和,以利身心康复,所谓"心病还须心药医"的情志调和法。采用语言开导情志法、导引调和情志、环境和谐情志、音乐陶怡情志、娱乐调节情志、工疗转化情志、五行制约情志等方法,减轻患者心理负担,树立战胜疾病的信任,提供支持与条件。

　　4. 饮食护理

　　饮食必须通过脾胃的受纳、运化功能才能发挥作用,食疗能否达到治疗、滋补、给养的目的,关键在于脾胃功能的强弱。若功能旺盛,可根据不同证候的需要调配饮食营养;若脾失健运,脘腹作胀,大便稀薄,舌苔厚腻,就不能"虚者补之"。勉强进食,必伤脾胃,水谷精微难化气血,这就是"虚不受补"。此时只能先予清淡易消化之品,配合中医中药调理脾胃,诱发食欲。在为癌症患者饮食护理时,其原则为辨因施食(辨证施膳)、因人施食,因时施食,因地施食。

　　5. 用药护理

　　应用中药是治疗癌症的主要手段,它以中医理论的特点整体观和辨证论治,扶正祛邪的方法消除或减轻手术后放疗和化疗的毒副反应,提高机体免疫功能,护理人员必须详细地指导患者或家属正确运用各类剂型的服用方法。肿瘤化学治疗在临床上应用很广泛,随着医学科学技术的不断发展,医药专家们研究开放了多种抗肿瘤的化学药物,而应用化学药物后会产生不同的毒副反应,按其发生时间可分为急性、亚急性和慢性毒性,按临床症状可分为直接反应,如过敏、心律失常,早期反应,如恶心、呕吐等,近期反应,如骨髓抑制、口腔炎、脱发、免疫抑制,迟发反应,如皮肤色素沉着、心肝肾损害等。临床上常见的毒副反应为栓塞性静脉炎、骨髓抑制、胃肠道反应、心律失常、肾脏毒性、肝损等。放射治疗简称放疗,是利用电离辐射治疗恶性肿瘤或某些良性瘤的又一种重要医疗手段,做好放射治疗时、治疗后的护理。如注意照射野标记不能揩洗,以确保每次治疗的准确定位与效果,若标记褪色须及时去放疗科医生处就诊,重新画好标记后才可继续放疗。保护放射区皮肤,避免皮肤摩擦、溃破,不可自行贴敷和加涂颜色。保持照射野区皮肤清洁,勿用热水或肥皂水冲洗,勿用手指抓破皮肤,防止感染,及时补充维生素,应用抗生素防止感染,夏天时头部置冰袋可防止脱发,食疗方法：乌梅乌龙茶饮分次频频饮用，乌梅细嚼后咽下，以清热解毒，养阴抗癌。现代免疫治疗肿瘤已取得长足进步，是继手术、化疗、放疗后的第四大模式，目前主要的治疗方法包括细胞因子、肿瘤疫苗、过继性免疫治疗、基因治疗。临床上常用的IL-2、干扰素，对部分肿瘤疗效明显，但在使用时应注意药物的副反应，如发热、乏力等应注意观察，及时发现，及时对症处理，嘱患者注意休息，避免着凉，以防外邪入侵，低热时可嘱患者多饮水，保持大便通畅，促进排泄，体热>39 ℃可给予冰袋置头部，酒精擦浴等物理降温，高热持续不退时按需给予退热药，观察体温波动，及时记录。

6. 康复锻炼与健康教育

康复锻炼是指改善和恢复人体的生理功能，包括肢体、脏器功能障碍和精神上的障碍或受限，运用传统的中医治疗手段和必要的指导、心理治疗、辅助器材的应用及自我调摄等手段，使患者尽可能地恢复正常的功能。肿瘤患者的康复，医学界认为，是通过医学、教育、心理、社会等综合协调手段，使肿瘤患者尽可能改善和恢复功能，提高生活与生存的质量，能够重新参加到社会生活中去。

7. 临终关怀

临终关怀是实施对患者的生理、心理特征和社会实践规律相结合，并以医学、社会学、伦理学、卫生经济学、法学等多门科学知识，其目的不在于延长患者的生存为主，而减轻临终患者的心理痛苦、躯体痛苦。提高其生命质量为目标，注重心理护理，从而使患者面对现实，正视现实，让濒危者安祥地、舒适地、有尊严地而又无憾地走到生命的终点，同时，为其家属提供社会和心理乃至精神上的支持。晚期肿瘤患者，面临躯体痛苦，生活、饮食、活动不能自主，生命维持相其艰难，医护人员须应用所学的知识，尽一切可能，帮助鼓励患者提高其生活质量，把痛苦减轻至最低，并得到精神和心理上的满足。注重科学的心理护理和精湛的护理手段，使患者平静地、无憾地走完人生路程。并重视临终患者与家属之间的感情交流，做到生死两相安，帮助患者获得内心的宁静。在我国社会主义条件下，发展临终关怀护理，充分体现了社会主义优越性，符合辩证唯物主义生死观的要求，是医学人道主义的具体体现。

第三章
▶仲景理论在肿瘤临床中的运用

一 《伤寒杂病论》辨证论治理论与肿瘤治疗

《伤寒杂病论》为汉代医家张仲景所著,是其在《汤液经》的基础上著述的一部杰作,至宋代逐渐分为《伤寒论》和《金匮要略》。《伤寒论》是论述外感热病辨治的专著,《金匮要略》则是古代中医治疗杂病的典范。以六经辨伤寒、以脏腑辨杂病,开创了中医辨证论治之先河,丰富了后世中医治疗疾病的手段和方法,书中所载的方子被后世称为"经方"。经方以其"药少而精,出神入化,起死回生,效如桴鼓",配伍严谨,法度森严,为历代医家所推崇,被后世誉为"众方之宗,万法之祖"。随着经济的发展,人们生活节奏的加快,各方面的压力和周围恶化的自然环境导致肿瘤的发病率不断上升,严重危害国民的健康。由于肿瘤病情复杂、发病机制多元、病理变化复杂,呈现多脏器、多系统的损害,不能仅用一证或一方来解释和治疗。《伤寒杂病论》乃我国最早的理论联系实际的临床诊疗专书,其辨证论治体系,理法方药思维,辨病与辨证相结合以及化裁变通等,是中医治疗肿瘤、缓解肿瘤放化疗的不良反应,预防肿瘤复发与转移的主要方法之一,对治疗肿瘤具有重要的临床指导意义。

1. 辨证核心,六经之解

《伤寒杂病论》的核心是六经辨证。六经之经,与经络之经殊异,经,即部,如六部之部,是将身体的各个部位,内在体质统分为6个部位,其手足之分上下,犹宰职传列左右也,名为三阴三阳,各列为纲,以此囊括万病,立法较之思邈用脏腑统令百病,无择括三因为病纲,丹溪以气血痰郁论苦疾,尽善尽美。阳,虚无形,故多用三阳贯部位;阴,实可见,故多用质体而言三阴。太阳者,皮肤之表,即人身之躯壳表面,面积最大,尽与外境接触,因而六淫之邪从皮肤侵入致疾者,其辨治都有求于太阳篇;阳明者,肠胃之里,口腔至粪门,乃水谷之道,故凡饮食之邪由口而进肠胃遭灾时,论治当求于阳明篇;

少阳者,躯壳之内,脏腑之表之腠膜,故而无论是六淫外袭太阳,或是饮食内伤阳明,失治或治不得法皆可传于少阳,其辨治散见于太阳,阳明,少阳之列其提纲。太阴,肌肉脂肪之所系,职司荣养,血脉神经所依附,体积最大,能输饮食之水谷精微布于全身,充脂充膏,荣养肌肉故其纳运,肌肉脂膏,津液之病变当求治于太阴;少阴,经络血液之所系,质量均次于太阴乃太阳之里,主营血液循环,可经经络之通道将肝脾所造血液,通过"心泵"运血之能,肺的宣发吸收鲜氧气之功,分布全身,无处不至。然后再利用肺的肃降之职,肾的排泄功能将血分周游吸收后之败质及水液代谢之产物排出体外,故凡血液,水饮之疾患,当从少阴论治,或育阴或扶阳或化瘀;厥阴为神经脑髓,主司神经系统之变化,可指挥其将太阳之所隶属之乳糜,再化而为少阴之血,两阳相交而尽,终化为厥阴之精髓,髓充于脑位居中枢,通过神经所隶属,职司机体各部之知觉、运动,如太阳、阳明的有感斯应,胃的消化,肠之运化,肝脾之分泌,心之动跳,肺之吐纳,肾之排尿,皆其属也,故而神经其所属部分出现异常,当求其厥阴。三阳部位各分区域,各有所司,所以汗、下和解不可混施;三阴质体相互附丽,故而温清之法多可通用。

2. 运筹全局,抓住主体

注意全面观察了解,综合分析,运筹全局,分类归纳,追溯病因,察其病位,推究病机,区别主次,让"主体"部分作为辨证施治之主要依据。如泻心汤以"心下痞"为主证,葛根汤以项背强几几为主症。

3. 析疑解难,掌握特征

注意病变本质,排除一切假象,详审细察,明辨是非,尤其是对危重及疑难之疾,要高度重视,全面考虑,对其中特征性的症状、体征、舌苔脉象,反复推敲,掌握确实可靠的病据。如"少阴病,下利清谷,里寒外热,手足厥逆,脉微欲绝,身反不恶寒,其人面色赤……通脉四逆汤主之"。此乃阴盛格阳证,病质当为阳气大衰,阴寒内盛,有特征性的症状和体征是"下利清谷,脉微欲绝,手足厥逆",阳虚浮越,"身反不恶寒,反恶热"。实属假象。再如阴盛戴阳证,阴盛乃病质,戴阳是假象,如此重危疑难病情,必须统筹考虑,抓住重点,析疑解难,排假存真,方可是施治立于不败之地。

4. 了解过去,借鉴得失

追溯过去病情,了解既往治疗得失,以检验此次对病证认识是否正确的重要依据。不但对一般疾病需要,且对疑难病疾,尤为需要。借鉴过去的治疗得失,可使诊断趋向明确、准确,少走弯路,并能获奇效,还能取得以往所不能达到的疗效。如"太阳病下之后,其气上冲者,可与桂枝汤,方用前法,若不上冲者,不得与之"。了解气不上冲是因过去误下,邪乘虚入,已内陷为患,必然造成变证,若再与桂枝汤,就会重伤其表。再如太阳病,发汗太过致表阳虚汗漏不止,若仍沿袭解表之法,则更虚其表阳,故当扶阳解表并举,才能制其过去治疗过失,汗漏不止,故用桂枝汤加附子治疗。

5. 试验治疗,寻求时机

试验用药,乃不得已而采取的为明确诊断的一种尝试。适用于临证时证情疑似,一时难明诊断的病例。一定要全面分析,谨慎地选择一种认为比较合理的方法来进行试探性治疗,且从药后的疗效或反应来进一步考虑,再做定夺。如阳明病,潮热腹满等证不明显,欲知肠中是否有燥屎,可与小承气汤试探之,若服后矢气转者,是有燥屎,才可攻之,服后不转矢气者,不可攻,攻之则中州受损,胀满不能食。另外,试探的意义还在于判断病情转归。如"伤寒始发热六日,厥反九日而利,凡厥利者,当不能食,今反能食者,恐为除中。食以索饼,不发热者,知胃气尚存,必愈"。

6. 力挽狂澜,善辨变证,坏证及误治危证

医圣善于在复杂疑难危重症上,洞察何为变证,坏证,何为医源性疾病,从而于其中寻求症结,为辨证找依据,为论治打基础,挽危疾于关键时刻。如心阳虚心悸证,知为医生误治所致,以患者叉手自冒心,悸欲得按为症结,论治以桂枝甘草汤。再如,少阴热化,热入膀胱血分的变证,以"少阴病八九日,一身手足尽热"为热在膀胱动及血分的辨证依据,治用黄连阿胶汤。又如,"少阴病四逆,恶寒而身倦,脉不至不烦而燥者",为少阴病阴盛阳衰之危候依据。厥阴病,少阴病辨坏证,洋洋数言,近二十余条,提纲要领,一针见血,提出坏证之变而不治,为临证指示一明灯。

7. 论治掌握适度

病情有急缓,病质有轻重,病体有虚实,故而治疗当掌握适度,当圆法活机,随证而行。如太阳病,脉弱,其人续自便利,设当行大黄、芍药者,宜减之,以其人胃气弱,易动故也。再如,当里和表未解时,"吐利止而身痛不体者,当消息和解其外,以桂枝汤小和之",斟酌用药,不可过量。

肿瘤病情变化多端,同一疾病的不同阶段应采用不同的治疗方法,其演变过程与《伤寒杂病论》论述外邪入内,循经演变的过程较为相似仲景《伤寒杂病论》中着重阐述六经受邪后,可用汗、吐、下、和、温、清、补、消等八法治疗治疗方法有服药、针灸、熏洗等,尤其强调针对诸多变证的辨证治疗。《伤寒杂病论》的辨证论治体系可以运用到很多肿瘤治疗过程,对当今肿瘤的中医治疗有着非常重要的现实意义。

二 《金匮要略》辨病脉证并治及病邪理论与肿瘤治疗

仲景采用的"辨病脉证并治"的诊疗思路与方法,是其思想的集中体现,是临证思维的精华。医圣采用的"辨病脉证并治"的治病模式,说明其在临床诊病时,首先区分的是"病",在辨清"病"这一级母分类的基础上,再据脉、症进行细分类(子分类)—辨证,正是这种逐步分级分类的模式,体现了医圣在诊断上的大局观和精准度,也是疗效可靠的重要基础。

以《金匮要略》的基本学术思想立论,从四个方面阐述了在整体论思想指导下的辨证论治体系,首先注重的是病。仲景示人篇章的标题均以"辨……病脉证并治"的形式出现,"病"在前,而"脉证并治"在后。这里所讲辨病的"病"是指中医范畴内的病,辨证方法的确立是建立在辨证客体的性质特点之上的,这个客体就是病;辨证方法的确立是由在发病学上具有不同性质特点的疾病所决定的;四诊所得的各种临床信息是为了辨病然后辨证,在实践中注重在辨病的前提下,分析脉象,此有助于辨明相同脉象所蕴含的不同病机,体现了辨病对辨脉的指导性;病是在一定致病因子作用下,人体脏腑经络功能失常而表现为具有一定临床特点及其自身发生、发展、变化规律的病理反映过程,是一个动态的、复杂的、有规律的过程。证则是在疾病过程中反映某一特定阶段具有特征性病理变化的机体反映状态。只有正确把握病与证的关系,才有可能真正理解和掌握"治未病"的实质。研究《金匮要略》,应该把重点放在对于各种疾病的辨证论治之上,不能只抓住某些证或某些方。进一步说,这不但关系到如何研究《金匮要略》的问题,而且也关系到如何正确理解和把握中医学中辨证论治的实质内涵问题。《金匮要略》对杂病病脉证,如积聚、癥瘕、黄疸、虚劳的病因病机与证治等,病邪理论如瘀血、痰饮、正邪理论及治未病等,均有相关理论阐述,对系统研究肿瘤病证治有很好的参考价值。

(一)积聚、癥瘕

《金匮要略·五脏风寒积聚病脉证并治》:"积者脏病也,终不移,聚者腑病也,发作有时,展转痛移为可治。"五脏主藏精血,脏病则精血凝涩六腑主传化物,腑病则气机不行。由此阐述了积证侧重于血分、聚证侧重于气分的观点。然而血凝则气滞,气滞则血亦凝,气滞、血凝常相互影响。所以疾病初期可能是聚证,进一步发展,可能会表现为积证。"癥"见于《疟病脉证并治第四》"此结为癥瘕"及《妇人妊娠病脉证并治第二十》"妇人有瘤病",为腹腔内结聚成块的一类病。癥瘕亦即积聚,癥与积同,瘕与聚同。癥瘕、积聚的病机关键是正虚邪实,痰瘀同病。机体的正气亏虚,加上感受外邪,或脏腑功能紊乱,气机失常,继而导致气滞、血瘀、湿聚、痰凝及毒阻等相互胶结,日久不解而成肿瘤。仲景在《金匮要略·五脏风寒积聚病脉证并治》重点论述了五脏的积聚病证,认为邪气内干,风寒诸邪由表入里,是引起五脏之积的重要原因。如"肺中风者,口燥而喘,肺中寒者,吐浊涕",此属肺积,证属寒热互结,燥湿夹杂。正如《医宗必读》云:"积之成也,正气不足,而后邪气踞之。"在脏腑失常致病因素中,首推肝失疏泄以致气机不畅,脾肾亏虚而停痰留瘀。正气不足并感受外邪,气滞、血瘀、痰浊互结,"发为疟母",《金匮要略·疟病脉证并治》提出用鳖甲煎丸,即是根据以上病机而组方,是仲景方中活血化痰理气法治疗癥积的代表方。在积聚、癥瘕的治疗上,除了鳖甲煎丸,仲景以活血化瘀、化痰散结为法指导用药,还创立了多首著名方剂,如活血散结法,以桂枝茯苓丸为代表,病因在血瘀内阻,治疗之法则用"下瘀血法",破血消癥法,以大黄䗪虫丸为代表,常用于原发性肝癌、胃癌、胰腺癌见腹痛腹块,潮热,肌肤甲错等临床表现者。

(二)黄疸

肿瘤常见症状之一,仲景在《金匮要略·黄疸病脉证并治》对黄疸病的分类,称谷疸、酒疸、女劳疸,而酒疸、女劳疸久之可演变成黑疸,又有虚劳萎黄,总计6类。究其阴阳虚实属性,酒疸为燥热证,女劳疸为肾虚癖热,黑疸为阴虚血癖,虚劳萎黄乃气血失荣。瘀热发黄、谷疸热化、黑疸为黄疸阳证;谷疸寒化、黑疸、萎黄则为黄疸阴证。仲景以虚实分黄疸为阴阳二证,提纲挈领,为后世准确把握辨证论治奠定了基础。对黄疸的治疗原则,张仲景概括为"诸病黄家,但利其小便",代表方如茵陈蒿汤,为后世治疗黄疸规范了"清"和"利"的基本大法。

(三)虚劳

"久虚不复谓之损……损极不复为之劳",虚劳是由于多种原因所致的以脏腑亏损、气血阴阳不足为主要病机的多种慢性虚损性、消耗性、进行性症候的总称,临床上最常见的是恶性肿瘤患者,至晚期恶病质的症状特点与虚劳表现是一致的。《金匮要略》对虚劳病的病因主要是从情志、房事、饮食、劳伤等方面论述,如《金匮要略·血痹虚劳病脉证并治》曰"五劳虚极羸瘦,腹满不能饮食,食伤、忧伤、饮伤、房事伤、饥伤、劳伤、经络营卫气伤,内有干血,肌肤甲错,两目黯黑……"此即虚劳病的七伤病因。奔走操劳,可伤阴精七情内伤,五志化火,亦伤阴精六淫外感,入里化热,亦伤阴灼液病邪留恋,郁久亦可化热伤阴房劳更令精枯血竭饥伤、饮伤、伤脾少食,则阴精之化源竭。故叶天士曰"七伤也,七伤皆伤真阴"。可见,阴精亏虚是仲景论虚劳的主要病机特点。概括《金匮要略》中关于虚劳的辨治特点有分五脏补虚,体现《难经》"五损"的治则,如在肾,损其肾者益其精,用八味肾气丸在脾,损其脾者调其饮食,用薯蓣丸和小建中汤在肝,损其肝者缓其中,用酸枣仁汤在心,损其心者调其营卫,用桂枝加龙骨牡蛎汤故治当养阴为重,养阴以濡养五脏百骸,养阴以清虚热,养阴以涵阳,养阴以化气,养阴以扶阳,总以养阴为主,辅佐温阳以运阴,使阴阳调和,则虚得补而劳可复。仲景所出方,为后世救阴治虚劳立法组方示范。对于虚中夹实者,扶正祛邪同施,如薯蓣丸等。注意调和阴阳,以平为期,如"虚烦不得眠,酸枣仁汤主之",方中重用酸枣仁养肝阴,知母养阴清热,川芎调血,则阴血得充,阳亢自平,不寐自止。

(四)瘀血

瘀血之名首见于《金匮要略》,论述主要集中在《金匮要略·妇人杂病脉证并治》及《金匮要略·惊悸吐衄下血胸满瘀血病脉证并治》等篇中,对瘀血的主要临床症候做了详细描述。对不同的疾病,出现瘀血的症候又有不同的名称,如干血、积、庙、血痹、肝着等。对瘀血的病因,《金匮要略·妇人杂病脉证并治》中云"妇人之病,因虚、积冷、结气",以致"血寒积结,胞门寒伤,经络凝坚"。任何原因导致的气血虚弱,气机郁滞,血脉不通,或血溢脉外,日久必血气凝结,形成瘀血。仲景对瘀血证,采用了"下瘀血"施治,《金匮要略·惊悸吐衄下血胸满瘀血病脉证并治》明确提出血液内阻成瘀,应当用下瘀血的方法,"是瘀血也,当下之"。这里讲的"下瘀血",应理解为祛除瘀血之义。《金匮要略》中涉及活血化瘀方剂约二十余首,其组方配伍特点大抵可归纳为以下几个方面。和血活血法:"和"者,调和之意,《血痹虚劳病脉证并治第六》指出"宜针引阳气,令脉和,紧去则愈"。如治疗肝着,气血瘀滞较轻,"其人常欲蹈其胸上",治以旋覆花汤,通肝络行气机以达阳通瘀化之目的枳实芍药散、当归芍药散亦可归类于此类。缓消瘀血法如大黄䗪虫丸,适用于虚劳伴有瘀血破血逐瘀法用于瘀血结实证,用方有下瘀血方、抵当汤等,其方中均用大黄与桃仁配伍,活血消瘀法用于瘀血久着不散而成积块癥瘕者,如桂枝茯苓丸,通腑逐瘀法如下瘀血方、大黄牡丹皮汤、桃核承气汤等,善用大黄、桃仁相配伍,以泄热通腑逐瘀。

(五)痰饮

《金匮要略·痰饮咳嗽病脉证并治》是论述痰饮病的专篇,在篇中将痰饮病分为痰饮、悬饮、溢饮、支饮等,目前临床多种肿瘤辨治过程中,从痰饮角度辨证治疗。痰饮病的形成,其共同之处在阳气不足,即以五脏尤以肺、脾、肾三脏阳虚为根本。心阳不振、肺失宣发通调、脾失运化输布、肾失温煦蒸腾、肝失疏泄调达,三焦气道不利,均能变生痰饮之邪,或停聚,或走窜,产生一系列临床症状。总的来说属于阴的证候,阴邪之特点,最易伤人阳气,并得寒则凝,得温则行。痰湿与瘀血常可互相影响或相互搏结而引起疾病。《金匮要略·水气病脉证并治》有"血不利则为水"的论述,后世唐荣川《血证论》亦云"须知痰水之壅,由瘀血使然,但去瘀血,则痰水自消",进一步说明了痰湿与血瘀的关系,以及祛瘀而治痰的机制。总之,痰瘀可以互化,痰凝、血瘀相互结聚,壅塞气机,日久而成积聚、癥瘕。

《金匮要略》对痰饮病的治疗,"病痰饮者,当以温药和之"为其治疗大法。温药具有振奋阳气、开发腠理、通行水道的作用。治本当治脾、肾,如脾阳不运者,用苓桂术甘汤健脾利水;肾阳不化者,用肾气丸温肾化水。治标则重在攻下逐饮,运用于饮邪流于胸胁之邪实正未虚者,痰饮、悬饮多用之。如饮邪停于胃肠者,心下坚满,肠间沥沥有声,宜甘遂半夏汤;饮邪停于胸肺,胸中气塞,喘不得卧,咳逆倚息者,宜以葶苈大枣泻肺汤逐之;饮停于胸胁,络脉受阻,气机不利,咳唾引痛者用十枣汤攻之。痰饮、瘀血理论在肿瘤临床中极其常见,如肺郁痰瘀与肺癌,痰浊瘀阻与胃癌,肝热血瘀与肝癌等等,仲景病邪理论对研究肿瘤病证治提供了丰富的理论指导和研究空间。

三　经方对肿瘤病的治疗原则

仲景在《金匮要略》中提出:"若五脏元真通畅,人即安和。"这表明正气是抵御外邪入侵的内在因素。但同时又指出"客气邪风,中人多死"这又说明外邪对人体的危害性。由此可知,"正气"是保持机体内环境的平衡及对外环境的适应的原动力,同时也是抗御外来损害因素致病的首要条件。正虚则邪入脏腑或由经络渐传脏腑而发病深重;正盛则邪不得入内,而在皮肤血脉之间流传,发病轻浅。另外,《素问生气通天论》也指出:"阴平阳秘,精神乃治;阴阳离决,精气乃绝",这说明了人体只要阴精充沛,阳气固密,阴阳两者互相协调,就不会出现阴阳失调的病证,也不会受外来的病邪毒害的侵袭。反过来说,任一疾病,均是邪正相争、阴阳失调的结果。因此疾病的治疗原则即是"补不足、损有余",在固护正气的前提下,积极祛除病邪。在肿瘤发病以及发展过程中,除了"正虚"之外,还有寒凝、气滞、痰阻、湿蕴、热结等多种致病原因也参与其中。也就是说,对于变化多端的肿瘤病,其病因不能简单地理解为单一因素致病的结果。譬如《金匮要略》的鳖甲煎丸主治疟母证,乃因邪气久跟少阳,正气日衰,气血运行不畅,寒热痰湿之邪与气血相搏,聚而成形,结于胁下,形成疟块。因此,对于肿瘤的治疗,除了扶持正气之外,还要兼顾祛邪。

1.扶正祛邪

仲景在继承《内经》"补不足、损有余"治疗思想的基础上,进一步有所创新和拓展,使对扶正与祛邪法则的运用达到了一个更高的层次。

(1)祛邪宜早:外邪侵犯人体,一般说来,多为由表及里,由浅入深。对此,《金匮要略》云:"适中经络,未流传脏腑,即医治之,四肢才觉重滞,即导引、吐纳、针灸、膏摩……"提倡及早施治,用多种治疗手段,把外邪杀于萌芽状态。

(2)正复祛邪:提倡早期治疗并不意味着忽视扶正对患病机体的重要性。当虚实夹杂以正虚为主时,可先行扶正,待正气尚强之后可再行祛邪之法。如"病有急当救里救表者……医下之,续得下利清谷不止,身体疼痛者,急当救里;后身体疼痛,清便自调者,急当救表也(《金匮要略脏腑经络先后病脉证治》)"。此即表里同病又虚实夹杂而以里急为重的例子。《金匮要略》予以扶正救里为先,待正复后迅速祛邪以救表的处理。

2.祛邪法的具体运用

《素问至真要大论》中关于祛邪治法治则的论述有:坚者削之,客者除之,结者散之,留者攻之,强者泄之,高者抑之等。强调要"谨守病机,各司其属",以"有余折之,不足补之……和以所宜"为准则。即在掌握病机的基础上,根据具体情况,采用针对性的治疗方法。对有余之证要摧折其势,不足之证要补益其虚,并辅助于人体有利的一面,用适宜于病情的药食调和之,达到"各安其气,必清必静,则病气衰去,归其所宗"的目的。仲景的具体应用如下:

(1)坚者削之:指体内有坚硬积块之病,当用削伐之法。如仲景治疗瘀热内结见发狂、少腹硬满之蓄血重证,就用抵当汤以除蓄血、下结热。治疗产后干血着脐下,少腹刺痛,就以下瘀血汤来破血祛瘀,散结定痛。

(2)客者除之:指用祛除病邪之法治疗六淫病邪入体的侵袭。譬如风寒之邪客于肌表,卫闭营郁者,可用麻黄汤来发汗祛邪,宣肺平喘。而大黄牡丹皮汤则有清热解毒,逐瘀破结之攻效,临床可用以治疗邪客于里,热毒结聚,血瘀热炽之肠痈。

(3)结者散之:指用消散之法治疗气血郁结,或痰浊,邪气内结等证。如痰热互结心下所致胸脘痞满,按之疼痛,脉浮滑之小结胸病,可用小陷胸汤清热痰疾、开结宽胸;拒邪与瘀血相搏,结于胁下之疟母,可用鳖甲煎丸软坚散结逐瘀。

(4)留者攻之:指用攻逐法治疗病邪留而不去,如留饮、蓄血、停食、便闭等病证。如十枣汤有攻逐水饮之功,仲景用治饮停胸胁之悬饮证;又大黄甘遂汤有逐水下血之能,仲景用治妇人产后水与血俱结在血室,少腹满如敦状之证。

(5)强者泻之:指用攻逐泻下法治疗人体正气不虚而邪气允盛的病证。如用大承气汤治疗阳明热结,积滞内停所致之潮热谵语,便秘腹满。用大陷胸汤治水热互结,心下痛满,按之石硬,脉沉紧之大结胸证。

（6）高者抑之：指用平抑降逆法治疗气上冲逆的病证。如以旋覆代赭汤治疗胃虚痰阻所致之心下痞硬,嗳气不除;用射干麻黄汤治疗寒饮相搏所致之肺胀,咳而上气,喉中有水鸣声之证。

3.扶正法的具体运用

《素问至真要大论》中关于补虚扶正治法治则的论述有:燥者濡之,急者缓之,散者收之,劳者温之,损者温之,衰者举之等。

（1）燥者濡之：指用滋润生津等濡润之法治疗伤津耗液一类之干燥病证。如用甘润平补的猪肤汤治疗少阴阴虚,虚火上炎所致的咽喉干痛;用养阴补虚,清热润燥之百合知母汤治疗百合病发汗后,口干渴,心烦之证。

（2）急者缓之：指用舒缓法治疗头身胸腹筋脉拘急一类病证。如用酸甘化阴之芍药甘草汤治疗阴虚不能濡养筋脉所致之脚挛急之证。用安蛔缓痛,解毒和胃之甘草粉蜜汤治蛔虫扰动,吐涎,心腹疼痛,时作时止证。

（3）散者收之：指用收敛法治疗精气耗散,不能约束与固敛的病证。如用温心阳、镇摄安神之桂枝甘草龙骨牡蛎汤治心阳受伤,心神烦扰所致心悸、烦躁证。用调和阴阳,镇潜摄精之桂枝加龙骨牡蛎汤治疗虚劳失精,少腹弦急,阴头寒,目眩发落证。

（4）损者益之、劳者温之：指用温补法治疗虚损怯弱或虚劳之病。如用温阳助运,调理中焦之理中丸治太阴虚寒证;用温中补虚,和里缓急之小建中汤治虚劳里急,腹中痛,梦失精。

（5）衰者补之：用补益法治疗虚衰不足的病证。如用滋阴养血,和阳复脉之炙甘草汤治心阴阳两虚,气血不足致心动悸、脉结代者;用健脾填精,补虚祛邪之薯蓣丸治虚劳诸不足,阴阳精血俱虚,虚中挟邪之证。

（6）下者举之：指用补气升提或益气固湿法治疗气虚下陷的病证。如用温中益气,涩肠固脱之桃花汤治疗少阴虚寒,气血下陷,滑脱不禁,下利便脓血;用温阳健脾,摄血止血之黄土汤治中焦阳虚、脾虚下陷所致之下血,先便后血之远血证。

综上所述,可知治病应依病情需要,或用祛邪为主兼以扶正,或用扶正为主兼以祛邪,或者祛邪扶正并重,或先扶正后祛邪,或仅用扶正以达到祛邪目的。这对于肿瘤的临床治疗,具有重要的指导价值。

四 伤寒杂病论中治未病思想与现代肿瘤预防

上工不治已病治未病,是早在《内经》就已经提出来的预防治疗学思想。张仲景的"五脏元真通畅,人即安和"理论,是集"预防""调治"于一身的重大理论思想,是对数千年来医学家临床实践经验的提炼,它具有"未病先防"

"已病防变""病后调理"和"无病养生"等重大意义。在《金匮要略》中对于治未病问题做了十分深刻而又系统的论述,从未病先防、早期治疗、既病防变等方面,突出了重视正气,积极预防,防治结合,治中寓防和疾病始终贯穿预防的治未病思想。研究张仲景的治未病思想,不能只满足于掌握有关具体内容,重要的是应该从中认识到张仲景治未病的中心点是在于病而不是证。病与证是两个不同的概念。证出现于疾病过程之中而不能独立于病之外。在疾病过程中出现了不同的证,正是反映了疾病的发展变化及复杂的表现形式。任何离开了具体病的证都是不可思议的。仲景创立辨证论治,是通过证而达到治病的目的,是辨证以治病,而非辨证以治证。如果在辨证论治过程中只注重了证而忽略了病,那与仲景创立辨证论治之初衷就相去甚远了。正因为疾病是一个动态的、具有自身发生、发展及变化规律的过程,在此基础上,才有可能根据疾病发展变化的规律,治其已病,并防治其未病。否则就不可能有真正意义上的"治未病"。《金匮要略》治未病思想与现代肿瘤的三级预防有异曲同工之处。其主要思想包括未病先防宜调养,欲病而治其先,初恙未盛早诊痊及已瘥防病遗复转等,参照金匮原文可整理如下:

(一)未病先防

一是强调平时的摄生,注意生活起居习惯,养成良好的健康行为,从而增强机体对肿瘤的抵抗力;二是通过药物以预防疾病。平素应注意保养身体,时时调护正气,提高机体的抗邪能力,并注意防止病邪的侵袭,同时还要重视精神调养,加强体育锻炼,生活起居有规律性,不要"以酒为浆,以妄为常,醉以入房……起居无节"(《素问上古天真论》),努力做到"恬淡虚无,真气从之,精神内守,病安从来(《素问上古天真论》)"。另外,未病先防,亦可适当选用药物来干预机体或环境,培养正气,提高抗邪能力,预防某些疾病的发生。例如可用药物杀灭病原微生物,防止环境污染,注意防范各种不利于健康的因素产生。作为肿瘤来讲,则主要注意合理的饮食营养,戒除各种不良嗜好,如吸烟、酗酒,养成良好的卫生习惯,保持精神舒畅等。而药物预防方面,则主要是通过使用特定的肿瘤疫苗来达到预防的作用。

(二)早期治疗

当疾病发生之后,就要当机立断,把握时机,抓紧就医,从而有利于早期诊断,早期治疗,使疾病在未充分发作时得到积极的处理,杜绝其进一步发展。此即《素问八正神明论》所云之:"上工救其萌芽。"健康与疾病之间有时候可能没有截然的界限。所谓"亚健康"状态,可能是健康转向疾病的一种中间的过渡形式。在这一过渡期间,机体内已开始发生某些异常变化,但病象尚未显露,或虽有少数临床表现,却不足以确诊病症,但如不加治疗,其有可能发展为具有明显症状的疾病,而若能及时施治,有可能阻止这种发展,而使"亚健康"状态向健康方向转化。从肿瘤角度讲,早期治疗应该主要是指癌前病变的治疗。很多肿瘤,在发病过程的最早期阶段,先是呈现一个癌前病变的过程。例如食管上皮鳞状化生与食管癌、乙型病毒性肝炎与肝癌、肠息肉与大肠癌、乳腺小叶或导管上皮细胞的增生及非典型增生与乳腺癌、宫颈的疱疹病毒感染性炎症与宫颈癌等。虽然这些癌前病变可能只会有很少部分发展为肿瘤,但在癌前病变阶段积极加以干预、治疗,将会减少肿瘤的发生,从而消除疾病于萌芽。大量临床实践证实,六味地黄丸、抗癌乙丸能显著防治食管上皮鳞状化生,逆转食管上皮鳞状化生的病理变化,减轻或消除食管壁的炎症,从而减少食管癌的发病机会,达到治未病的最终目标。另外如积极治疗肠、胃息肉都有助于减少肠、胃肿瘤的发病。

(三)既病防变

《金匮要略》强调肝病传脾,治疗当注意顾及未病之脏腑,以防疾病传变,加重病情。在《金匮要略·脏腑经络先后病脉证》中还指出了肝虚病宜用甘味以培土荣木之理,这进一步体现了仲景"既病防变"的思想。肿瘤的治疗,也应在积极治疗原发灶的同时,努力提高患病机体的免疫功能,增加患者的体质,以提高其自身的抗病能力,减少肿瘤的传变,亦即局部浸润与远处转移;同时,对于可能发生的传变而尚无明显的临床症状时,亦应及早采取措施,防止变证的发生。如对儿童急性淋巴细胞性白血病进行中枢神经系统白血病的预防性治疗,亦即此义。

(四)既愈防复

既愈防复亦属于治未病的范畴。临床看到,疾病疫愈后,患者症状完全消失,身体恢复到了疾病前的健康水平,患者掉以轻心,不再把疾病放在心上。而时间一久,病情发生反复,又进入了疾病状态。及至此时,增加了治疗难度,甚至因病情复发而延为难治或不治。因此,对多数疾病来说,既愈防复也是非常重要的一个环节。既愈防复一是注意病后调摄,应采取各种措施,进一步消除机体未尽之邪气,并促进正气来复,气血畅和,以避免疾病的复发。二是注意定期做健康复查,及时发现些许多疾病萌芽,为及时进一步的治疗做出判断。如肿瘤手术切除后,即使是根治术,亦应要想到术后余邪未尽的病理特点,进行必要的中西医结合治疗,比如化疗、放疗及中医药治疗等,以杀死残存的肿瘤细胞,增强机体的免疫力,最终达到完全治愈的目的。

综上所述,在整体论思想指导下的辨证论治体系,首先注重的是病。辨证方法的确立和运用是由在发病学上具有不同性质特点的疾病所决定的;四诊所得的各种临床信息是为了辨病然后辨证;只有正确把握病与证的关系,才有可能真正理解和把握"治未病"的实质。研究《金匮要略》,应该把重点放在对于各种疾病的辨证论治之上,不能只抓住某些证或某些方。进一步说,这不但关系到如何研究《金匮要略》的问题,而且也关系到如何正确理解和把握中医学中辨证论治的实质内涵问题。

五 开发经方治疗癌瘤的研究价值

仲景所著《伤寒杂病论》一书是中医学术领域的瑰宝,千余年来对后世的临床实践医学产生了巨大的影响,在临床的辨证论治上,它包括了调和阴阳、扶正祛邪、保胃气存津液、正治、反治等基本治则;在具体的运用上,又包括汗、吐、下、和、温、清、消、补等为病求去路之八法。因此,清·徐灵胎就《伤寒杂病论》做出了高的评价:"其论病皆本于《内经》,而神明变化之;其用药,悉本于《神经本草》,而融会贯通之;其方则皆上古圣人历代相传之真诀。其治病无不精切周到,无一毫游移参错之处,实能洞见本源,审察毫末。故所投必效,如桴鼓之相应,真乃医方之经也。"

近代中医根据仲景治疗大法,开启了治疗肿瘤的思路。譬如在清法中,用白虎汤治疗癌瘤所致的里热识盛;用大黄牡丹汤或白头翁汤治疗肠癌成痈所致的热毒郁结。在活血化瘀法中用大黄䗪虫丸治疗肝癌结块所致的"内有干血";在除痰散结法中,用大半夏汤治疗食管癌、胃癌所致的痰结中焦、胃虚上逆;在扶正祛邪法中,用黄芪建中汤或薯蓣丸治疗癌症晚期、正不胜邪,所致的"虚劳里急、诸不足"等证。因此,国内医学期刊每有单用经方或加味治疗各类癌瘤而奏奇效的报道,譬如在临床上用三物白散加味治支气管肺癌、茵陈蒿汤加味治原发性肝癌、旋覆代赭汤加味治胃癌、桂枝茯苓丸加味治卵巢癌,皆获缓解或延长生存期的功效。其他如大黄䗪虫丸、鳖甲煎丸治肝癌,旋覆代赭汤、大半夏汤、大黄甘遂汤治食管癌、胃癌等的宝贵经验,都大大地充实、完善和发展了中医肿瘤学术体系。

《伤寒杂病论》方药之所以能被后世尊称为"医方之经",在于其配伍、剂量、炮制、煎服等方面皆有科学的法度,它反映了仲景学说的现代实用研究价值,以小柴胡汤为例,它能启动机体特异性和非特异性免疫系统,调节垂体-肾上腺皮质功能,从而起到抗感染、抗肿瘤、抗变态反应的作用,有护肝利胆的功效,并有保护造血系统和抗放射损伤,预防肝硬化恶变为肝癌的疗效。提示有预防肝硬化恶变为肝癌的疗效,开拓了应用经方防治癌瘤的视野。吾人如能针对癌瘤邪毒炽盛、虚实错杂、浸润转移的特点,深入而系统地研究《伤寒杂病论》"见肝之病、知肝传脾、必先实脾"和"随证治之"的治疗精神,运用现代医学先进的研究手段,扩大应用于肿瘤防治的不同阶段,必将有助于提高中医药对癌瘤的治疗水平,也能使仲景学说对中医肿瘤学的学术发展做出更大的贡献。

第四章
▶仲景方药在肿瘤临床中的运用

一、从六经辨证思想及组方遣药思想指导肿瘤病的临床治疗

近年来,以方证相应理论为指导,在肿瘤临床上运用张仲景《伤寒杂病论》中的经方,应用于现代中医肿瘤治疗,具有很好的实用价值。

(一)解表宣肺类

如麻黄杏仁甘草石膏汤可用于肺癌而证属痰热蕴肺、气急喘促者;小青龙汤则适宜于肺癌证属寒饮内伏,复有外邪内扰者。

(二)泻下攻逐类

如大承气汤可用在消化道肿瘤发生不完全肠梗阻者;大黄牡丹汤适用于肠癌证属痰热内结者;麻子仁丸则可用于肿瘤化疗止吐治疗及止痛治疗中出现的便秘;大柴胡汤以及小柴胡汤均可以用于癌性发热者。

(三)温里散寒类

四逆加人参汤具有扶正固脱等强心、抗休克的功能,可用于晚期肿瘤患者心力衰竭、休克,多汗,或汗如珠,四肢厥逆,神疲欲寐,脉微欲绝等证,以达扶正固脱;真武汤有强心,改善全身血液循环,利尿的功能,用于肿瘤发生腹水,证属脾肾阳虚,气化无力者;理中丸有温中祛寒,补气健脾,提高免疫力,增强消化吸收的功能,小建中汤有温中补虚,和里缓急,增强心肌收缩力,缓解平滑肌痉挛的功能,二者均可用各种肿瘤证属脾胃虚弱、气血不足者。

(四)扶正补虚类

炙甘草汤、肾气丸适用于肿瘤而见脏腑气虚、精血不足者;黄芪桂枝五物汤益气温经,和营通痹,适用于气血不足,不能荣养肢体者;薯蓣丸补气养血,疏风散邪,适用于气血阴阳俱不足者,以及化疗后骨髓抑制者。

（五）理气和中消痞类

肿瘤证见中焦气机郁塞者，可用枳龙汤健脾消痞，或用半夏厚朴汤行气散郁、降逆化瘀，或用橘皮竹茹汤理气降逆，益胃清热；肿瘤化疗呕吐者，可用小半夏汤或用半夏生姜汤消痰蠲饮、和胃降逆；半夏泻心汤、生姜泻心汤、旋覆代赭汤适用于肿瘤证见脾胃功能紊乱，痞满不欲饮食者，亦可用于化疗呕吐的预防。

（六）化痰行水类

肺癌证属痰热结聚、肺气壅塞者，可用小陷胸汤清热化痰、开结宽胸；肿瘤脾虚不运，水液不行，发为水肿者，可用五苓散利水渗湿、温阳化气，或用苓桂术甘汤利水渗湿、温阳健脾；胸部肿瘤证属痰独结于胸中，胸阳不振者，可用瓜蒌薤白半夏汤行气通阳，祛痰散结。

（七）其他

如肿瘤疼痛，可用芍药甘草汤调和气血、镇挛止痛；肿瘤出血，可用温经汤、胶艾汤、黄土汤活血祛瘀、温经散寒、益气养血；肿瘤或化疗过程中并发腹泻，可用葛根芩连汤清热止利。

二 肿瘤疾病常用经方

（一）桂枝茯苓丸

《金匮要略》中将本方作为治疗妇人病症来使用，广泛用于子宫肌瘤、乳腺小叶增生症、卵巢囊肿及其他妇科肿瘤的治疗。除了妇科病外，本方还用于抗肝纤维化、诱导卵巢癌细胞凋亡。桂枝茯苓丸证的特点是多为增生性、包块性。如子宫肌瘤的包块，既为包块性，则病变非短期所成，多为慢性病，故以丸剂缓图。

（二）鳖甲煎丸

《金匮要略·疟病脉证并治》云："病疟，以月一日发，当十五日愈。设不差，当月尽解。如其不差，当云何？师曰此结为癥瘕，名曰疟母，急治之，宜鳖甲煎丸。"此方的配伍特点有扶正祛邪同施、集数方于一方。癥瘕已成，正虚邪实混杂，一方面有气血之亏虚，一方面有病邪、痰水、瘀血、气滞之交结，故方不得不用大。鳖甲煎丸方中，有小柴胡之柴、芩、参、夏；有大承气汤之硝、黄、厚朴；有桂枝汤之桂、芍；更有下瘀血方全方。方虽杂而有序。聚集数种虫药，如蜣螂、䗪虫、蜂窝、鼠妇。全方可行气活血，祛湿化痰，软坚消癥。临床上常用于疟母如肝硬化、肝癌、肝脾大以及肝癌或原发性肝癌等表现为寒热痰湿之邪与气血相搏，结于胁下，而见胁下痞硬有块者。

（三）大黄䗪虫丸

该方是《金匮要略》中以破血消癥法治疗肿瘤的常用方剂,主治"五劳虚极羸瘦,腹满不能饮食,食伤、忧伤、饮伤、房事伤、饥伤、劳伤、经络营卫气伤,内有干血,肌肤甲错,两目黯黑"之证。其病机为干血留内,新血不生,瘀滞成积者。现广泛用于多种肿瘤的治疗,如原发性肝癌、胃癌、胰腺癌及妇科肿瘤而腹痛、腹块,潮热,肌肤甲错,或月经量少,或经闭不行等临床表现者。

（四）桃核承气汤

"太阳病不解,热结膀胱,其人如狂,血自下,下者愈。其外不解者,尚未可攻,当先解外,外解已,但少妇急结者,乃可攻之,宜桃核承气汤"。临床广泛运用于瘀热互结证。本方是仲景针对热结膀胱的蓄血证而设,但联系症状,可能与下焦肿瘤如膀胱肿瘤、肾肿瘤有密切关系,其病机与瘀血结聚,化热伤津有关。全方可使血分瘀滞得行、热结得清,从而达到治疗目的。与桃核承气汤同为通腑逐瘀的常用经方还有大黄牡丹汤、下瘀血方、大承气汤等等。大黄牡丹汤在《金匮要略》中作为肠痈专方使用。临床上也多将本方用于肠癌、胆道肿瘤以及脓肿性、脓疡性疾病。该方给后世治疗急腹症奠定了坚实基础。下瘀血方原方由大黄、桃仁、土鳖虫三药组成,主治干血内结腹痛。方中大黄推陈致新,桃仁活血化瘀润燥。土鳖虫逐瘀破结,并开血闭,三味合用,破结之力峻猛。以蜜为丸,以防伤正,使其缓缓发挥药力,以酒煎丸,可引药入血分,组方精练,功效卓著。下瘀血方在临床上常配伍其他方药用于肝癌、肠癌属血瘀腹痛型的疾病中。

（五）葶苈大枣泻肺汤

《金匮要略·肺痿肺痈咳嗽上气病》中有记载,"肺痈,喘不得卧,葶苈大枣泻汤主之",此方功效泻肺行水,下气平喘适用于肿瘤所致恶性胸水,证属痰水壅实者,可见胸闷憋喘,咳嗽气急,胸胁疼痛,咳唾加重,胁间饱满,舌苔薄白或腻,脉沉弦。以葶苈大枣泻肺汤合顺铂胸腔内灌注治疗肺癌癌性胸水取得良好疗效。

（六）瓜蒌薤白半夏汤

《金匮要略·短气病脉证治》中,张仲景提出了治疗胸痹的3个名方:瓜蒌薤白白酒汤、瓜蒌薤白半夏汤、枳实薤白桂枝汤。其中以瓜蒌薤白半夏汤加减临床上常用,常以此方治疗肺癌及食管癌。人身诸阳受气于胸而转行于背,故胸被谓之"阳位"。年老体衰,易致胸中阳气不振,继而津液难以输布,停而为饮,聚而为痰,进而或阻遏阳气,或障碍血行。阳遏血瘀,久则生变,在食管可成为噎膈,在肺可成为肺积。当通阳散结、祛痰宽胸,而瓜蒌薤白半夏汤正具此功。

（七）五苓散

所治病证,张仲景称为水逆证,即渴欲饮水,水入即吐或泄泻。本方的治疗作用,就在于化膀胱之气以利水,运脾阳之机以制水,输津于皮毛以发汗,蒸液于口舌以止渴。临床使用:①肿瘤引起的胸水、腹水及肢体水肿以水湿内停为病机者;②用于化疗引起的肾功能损害;③治疗膀胱癌。

（八）真武汤

适用于肿瘤患者证属脾肾阳虚,水气内停型,表现为小便不利,四肢沉重疼痛,腹痛下利,或肢体浮肿,严重腹水,苔白不渴,脉沉。临床常用于肝病腹水或是心包积液,黄疸属脾肾两虚、水湿内停者。真武汤临床应用非常广泛,无论用于呼吸系统、泌尿系统、消化系统,均可选用真武汤治疗。

（九）炙甘草汤

常以此方治疗以肿瘤为代表的恶病质类疾病。肿瘤患者经过手术、化疗、放疗后,常表现为形体消瘦干枯,动辄气喘心慌,大便干结,病情进入虚劳阶段。在食管癌、胃癌、肝癌、肺癌中应用最多。

（十）黄芪桂枝五物汤

常用于血痹症,肿瘤脑转移所致的半身活动障碍者以及癥积之属气血不足,寒凝经脉者。临床上对奥沙利铂、长春新碱等化疗药引发的外周神经毒性及损伤其得良好疗效。临床报道对 20 例消化系统癌症患者实施含草酸铂联合化疗,其中 13 例≥2 个疗程化疗,总数为 43 次,草酸铂出现的神经毒性反应为 20.9%,且都为 I 级,未发现患者因神经毒性反应停药,明显低于国内外相关报道,且消化道反应、骨髓抑制等的发生率亦较低。

（十一）半夏泻心汤

"呕而肠鸣,心下痞者,半夏泻心汤主之"。半夏泻心汤是辛开苦降、和胃消痞的代表方。属半表半里阴证,其证特点是上热下寒,寒热错杂。半夏泻心汤重用甘草即甘草泻心汤,本方病机为伤寒误下伤中,脾胃气虚,邪气结聚胃脘,中焦气滞不行,气逆于上者。临床用于消化道肿瘤、肿瘤放疗化疗后出现的各类黏膜溃疡及反流性食管炎的治疗。

（十二）茵陈蒿汤

"伤寒六七日,身黄如橘子色,小便不利,腹微满者,茵陈蒿汤主之"。此方病机当为邪入里化热,与湿邪搏结,蕴蒸于肝胆,胆汁外溢而发为黄疸。临床见肝胆肿瘤发病过程中,亦常有黄疸的发生,其病机与其一致。茵陈蒿汤加减可用于肝癌术后黄疸癌性发热以及肝癌介入栓塞化疗后发热等方面。

（十三）小柴胡汤

小柴胡汤运用范围很广,在《伤寒论》和《金匮要略》两本书中就有20条的记载。本方为和解少阳的代表方剂,以"往来寒热,胸胁苦满,默默不欲饮食,心烦喜呕,口苦,咽干,目眩"为临床主症。本方可用于病毒性肝炎的治疗,预防病毒性肝炎患者向肝癌的转变。小柴胡汤配合化疗治疗晚期乳腺癌,具有显著的减毒增效作用。还可用于癌性发热及肿瘤继发感染发热的治疗。

（十四）四逆散

四逆散首见于张仲景《伤寒论》第318条:"少阴病,四逆,其人或咳,或悸,或小便不利,或腹中痛,或泄利下重者,四逆散主之。"近世方书将其列入和解剂中,作为调和肝脾之剂加以阐发,功可透邪解郁、疏肝理脾。临床运用四逆散加味治疗食管癌、贲门癌、肝癌以及预防放化疗后副作用等具有良好疗效。

（十五）旋覆代赭汤

本方原治"伤寒发汗,若吐若下解后,心下痞满,噫气不除"之证,取其降逆化痰,益气和胃之意,临床上常用于食管癌证属胃虚痰阻,气逆不降者,以心下痞满,噫气频作,呕吐呃逆,苔白滑,脉弦虚为证治特点。临床应用旋覆代赭汤加味合昂丹司琼预防化疗恶心呕吐,效果较好。与旋覆代赭汤相类似,橘皮竹茹汤也常用于晚期癌症呃逆及化疗后呃逆,主治胃虚有热,气逆不降者。

（十六）黄芪建中汤

为补虚建中经典方,主治"虚劳里急,诸不足",适用于肿瘤化疗、放疗及手术后,患者出现贫血,浮肿,食欲不振,自汗及易感冒等。胃癌、大肠癌证属脾胃虚寒,脘腹疼痛者,亦可选用。化疗是现代医学治疗肿瘤的主要手段之一,但化疗也会引起多种毒副反应,如身倦乏力,心慌,气短,食欲减退,恶心,呕吐,腹胀腹泻,白细胞、血小板、红细胞减少等,从中医学角度认识,这些毒副反应多属"虚劳"。黄芪建中汤主治"虚劳里急,诸不足",从而通过建中补气,化生气血,以协调阴阳而发挥治疗作用。

（十七）肾气丸

肾气丸又名金匮肾气丸,为补肾助阳的常用方剂,临床上常用于肿瘤化疗后出现的骨髓抑制,头晕、乏力、畏寒、肢冷、脉细弱者,效果满意。临床具体应用时,不必过分拘泥阳虚症状的出现,只要患者无明显阴虚症状,如潮热、盗汗、骨蒸等,即可以肾气丸治疗,并在此基础上不断加大附子的用量。

三 肿瘤疾病常见症状及其经方治疗

《伤寒论》中所述各种病证以及《金匮要略》所列各种内科杂病及妇人各种疾病均为现代肿瘤病中常见的病证,如疼痛、发热、恶心、呕吐、积聚、癥瘕、瘀血、痰饮、水肿、胸水、腹水、腹胀、腹泻、黄疸、咳嗽、呕血、便血等,均可用经方进行治疗,对帮助患者缓解痛苦,提高生活质量起到良好的效果。

(一)疼痛

癌性疼痛主要是肿瘤局部浸润、压迫和代谢产物刺激等产生。癌性疼痛是中晚期癌症患者主要症状之一,也是人们谈癌色变的一个原因,它严重地影响了患者的生存质量,随着生活水平的提高,人们对生存质量的要求越来越高,这就要求在尽可能保证生存质量的前提下,尽量延长生存时间。现代医学主要是采用 WHO 提倡的三阶梯镇痛药物疗法,使疼痛得到控制,但有一定的毒副反应。虽然近年来癌症的治疗取得了比较大的进展,但还未能根治,所以,尽量缓解疼痛成了治疗中的一个重要环节。

中医对痛证的发生,有一个总的概念:"不通则痛,通则不痛"。不通的意思是障碍,是指气血受到某些因素的影响,产生郁滞、冲逆、瘀结等病变。癌性疼痛的病机重点是气滞、血瘀、痰凝。癌症的成因主要是情志内伤、饮食劳倦引起人体正气亏虚、阴阳失调、脏腑功能低下,导致气滞、血瘀、痰凝而成。癌性疼痛多为实证,是由于气滞、血瘀、痰凝闭阻脏腑、经络,导致气血运行不畅,所谓"不通则痛"。然而久病正气更虚、脏腑功能进一步下降,气血不足、阴精亏损,血行更为迟缓,脏腑、经络失养,也可加重疼痛,此为"不荣则痛"。临床中发现一些久服中药的癌症患者到了晚期阶段,疼痛的发生率及疼痛程度常低于不常服用中药的患者。从现代医学基础出发,中药预防癌性疼痛可在几个方面发挥作用。首先,中药有升高痛阈,减低机体对不良刺激反应程度的作用。其次,中药可以改变精神内环境来延缓及减轻疼痛的发生。现代生理学指出,同一个体在不同场合下对疼痛的反应是不同的。情绪的变化、精神的状态对疼痛有直接影响。癌症患者的情绪常不稳定,不良情绪可以促使疼痛提前发生,也可使将要发生的疼痛程度加重。最后,中药预防癌痛的病理生理学基础可能与改善组织缺氧有关。肿瘤常因中央血氧供应不足而坏死并发生疼痛,瘤栓引起的组织缺氧也常有疼痛,瘤栓的形成又与血液高凝状态有关。有些中药可促进血液循环,增加组织血氧灌流,防治血液的高凝状态及瘤栓形成,与中医"不通则痛""不荣则痛"有相似之处。

中医提倡"治未病",对癌性疼痛也应以预防为主,且中药作用缓慢而持久,所以中药应当早用。凡气血阴阳失衡都可能发生疼痛,所以应以辨证论治为基本准则,维持机体的气血阴阳平衡是预防癌痛的根本。及早发现致痛的病因,对因治疗。热毒内蕴表现为痛势剧烈,得冷则减,局部红肿表现者,白虎汤合清瘟败毒饮主之;寒凝阳虚伴冷感,痛有定处,喜温喜按者,肾气丸主之;湿浊困阻表现为肢体困重酸痛,痛势缠绵、麻木不仁者;防己黄芪汤合羌活胜湿汤主之;脘腹胀痛、绵绵不休者,苓桂术甘汤合二陈汤主之;气机郁滞表现为脘腹胁肋疼痛、部位走窜者,半夏厚朴汤合柴胡疏肝汤主之;瘀血内阻者,大黄䗪虫丸合血府逐瘀汤主之;痰浊留滞兼有痰涎壅盛、胸膈痞闷者,半夏厚朴汤合海藻玉壶汤主之;气血亏虚、身倦乏力、少气懒言者,薯蓣丸合芍药甘草汤主之。

其他:①中药外敷是祖国医学的重要组成部分,药物经皮肤吸收,就近作用于患病局部,避免了口服经消化道吸收所遇到的多环节灭活作用。临床上一般多用芳香走窜气味浓烈的药物及穿透性强的矿物类药物。如蟾酥膏、止痛抗癌膏、神效止痛膏、去痛灵、癌痛灵喷雾剂等。外敷止痛药物的调配介质以水调为多,也有用甘油、凡士林等。透皮剂如甲基亚砜已广泛用于中药外敷。中药离子透析、电熨法、超声药物透入等现代化方法为中药外用止痛增加了新的手段。②近年来在中药的剂型改革上取得了一定的进展,发展了一些重要表现的针剂,以治疗癌性疼痛。如榄香烯乳剂、岩舒(复方苦参)注射液、乌头碱、安络宁等注射液,在临床上取得了一定疗效。此外,在穴位疗法也进行了研究。如将延胡索100 g,乳香100 g,没药100 g,徐长卿150 g,丹参100 g等行气活血止痛中药浸泡于75%酒精中达一月以上,取药液加少量冰片及透皮剂二甲基亚砜,用电子止痛治疗仪取相应穴位治疗。将黄芪30 g,熟地黄20 g,补骨脂20 g,全蝎3条,白花蛇舌草15 g,制马钱子6 g,制川乌10 g,生南星10 g,蟾酥6 g,腹蛇粉6 g,莪术15 g,九香虫10 g,生姜10 g,上药水煎服,每日一剂,分两次服,同时配合经穴康复仪治疗。

(二)发热

发热是由于各种原因引起体温超出正常范围。祖国医学中一般将其分为外感发热和内伤发热两种。外感发热是指已患有某种或多种内科疾病,又感受六淫之邪或温热疫毒之气,导致体温升高,并持续不降,伴有恶寒、面赤、烦渴、脉数等为主要临床表现的一种并发的病证。内伤发热是指以内伤为病因,脏腑功能失调,气血阴阳亏虚为基本病机得以发热为主的病证。早在《内经》中即有关于内伤发热的记载,《素问·调经论篇》曰:"阴虚则内热。"李东垣在《内外伤辨惑论》中对内伤、外感发热的鉴别做了明晰的论述。凡是不因感受外邪所导致的发热均属内伤发热范畴。

中医辨证发热一般分表热、里热、虚热、实热,肿瘤发热多属里证、虚证。

恶性肿瘤引起发热的病机重点在于正虚、瘀阻、热毒。由于患病日久,正气虚损、阴阳失调、痰瘀湿阻、毒郁化热,而导致发热。热毒积聚不仅可见实热,亦可伤阴而致虚热。因而肿瘤患者多会表现出不同程度的热象。或为低热,或为高热;或为持续发热、稽留不退,亦可呈弛张热或疟疾状发热;或为日晡潮热,也可为夜间发热;可有恶寒、寒战,也可有大汗淋漓。

现代医学认为肿瘤热主要与以下因素有关:肿瘤坏死组织的吸收、肿瘤代谢产物系致热源、肿瘤组织释放的前列腺素等产生非特异性炎症、肿瘤组织继发感染等。

长期的发热不但会影响肿瘤治疗的效果,同时也会增加患者机体能量的消耗,降低免疫力,给患者带来痛苦。肿瘤发热病机多属正虚、瘀阻、热毒所致,目前西医治疗主要以消炎痛片剂、栓剂为主,能控制发热,但不能治本,故临床上仍以中西医结合治疗为主。实践证明,通过六经辨证及时、准确地应用经方比单一的西药对症处理,在治疗肿瘤性发热方面更具优势。临床常见癌性发热,实热内炽,症见口干口渴、喜饮冷水、面色红赤、大汗出者,白虎汤主之。热盛伤阴、气少神疲者,竹叶石膏汤主之;湿热蕴结,症见身热不扬、四肢困倦重浊、口苦胸闷、小便黄者,茵陈蒿汤合蒿芩清胆汤主之;伴尿频尿急尿痛者,五苓散主之;邪郁少阳,症见午后低热,热势不盛,往来寒热者,小柴胡汤主之;五心烦热、口渴欲饮、盗汗者,百合地黄汤主之;气虚发热,症见面色无华、少气懒言、低热起伏者,炙甘草汤主之。

(三)恶心、呕吐

恶心、呕吐指饮食入胃后,滞而难以下行,见胃中阵发不适,乃至复逆吐出之证。《素问·举痛论篇》谓:"寒气客于肠胃,厥逆上出,故痛而呕也。"《素问·六元正纪大论篇》说:"火郁之发,民病呕逆。"《素问·至真要大论篇》说:"太阴之复,湿变乃举……饮食不化……呕而密默,唾吐清液。"《素问·脉解篇》谓:"所谓食则呕者,物盛满而上逆,故呕也。"《灵枢·四时气》篇谓:"邪在胆,逆在胃,胆液泄,则口苦,胃气逆,则呕苦。"认为呕吐可由寒气、火热、湿浊、饮食以及胆气犯胃等引起。如《金匮要略·呕吐哕下利病》说:"夫呕家有痈脓,不可治呕,脓尽自愈。"《金匮要略·黄疸篇》说:"酒疸,心中热,欲吐者,吐之愈。"《仁斋直指方论》则提出呕吐的证型有胃寒、有胃热、有痰水、有宿食、有脓血,又有所谓风邪入胃的不同。

作为恶性肿瘤的并发症或作为伴随症状,常见有 3 种疾病:①消化道肿瘤,尤其胃癌常见恶心呕吐。早期患者可能只有易饱感或轻度恶心,随着肿瘤的生长可出现呕吐。呕吐的发生与肿瘤的生长部位有关,若幽门窦部肿瘤长到一定程度时可出现幽门不全梗阻和完全梗阻,食物积聚于胃内,先是胃极度扩张而后引起呕吐。癌瘤发生与胃贲门或胃底扩展到贲门时,胃的入口阻塞,可有进食不顺利感。病情发展可出现吞咽困难,伴有食物反流,所表现的症状可与食管癌呕吐噎膈相似。②颅内占位疾病常见有呕吐。呕吐一般与头痛的轻重平行,与进食无关,与颅内压增高有关,常伴有视乳头水肿。③肿瘤患者放射与化学药物治疗时,常引起恶心呕吐,轻以恶心为主,严重时产生呕吐,食欲大减。

胃主受纳和腐熟水谷,其气主降,以下行为顺,若邪气犯胃或胃虚失和,气逆而上,则发生呕吐。《圣济总录·呕吐》说:"呕吐者,胃气上而不下也。"从病因病机来看,恶性肿瘤引起的呕吐,也不外乎外感六淫,内伤七情,以及饮食不节,劳倦过度等引起。由于病因不同,体质各异,故在临床上有虚实之分,实者因邪气所干,虚者由于胃虚不降,其中又有阴虚、阳虚之别。《景岳全书·呕吐》说:"或暴伤寒凉,或暴伤饮食,或因胃火上冲,或因肝气内逆,或以痰饮水气聚于胸中,或以表邪传里,聚于少阳阳明之间,皆有呕证,此皆呕之实邪也。所谓虚者,或其本无内伤,又无外感而常为呕吐者,此既无邪,必胃虚也。"恶心、呕吐,当详辨虚实,实证多由外邪、饮食所伤,发病较急,病程较短;虚证多为脾胃运化功能减退,发病缓慢,病程较长。《景岳全书》将呕吐分为虚实两类进行辨证论治。实证因邪气犯胃,浊气上逆所致,治以祛邪化浊,和胃降逆;虚证乃中阳不振,或胃阴不足,失其和降而成,治以扶正为主,或温中健胃,或滋养胃阴。如热扰胃、胸膈,栀子豉汤主之;胆热犯胃,小柴胡汤主之;肝胃不和,半夏厚朴汤合柴胡疏肝散主之;痰气交阻,胃气上逆者,旋覆代赭汤主之;兼见下利,黄芩加半夏生姜汤主之;水饮上逆,五苓散主之;肝寒犯胃,吴茱萸汤主之;脾胃虚寒,理中丸合良附丸主之;胃热伤津,橘皮竹茹汤主之;寒热错杂,半夏泻心汤、干姜黄芩黄连人参汤主之。通过临床实践研究发现,旋覆代赭汤和半夏泻心汤在防治化疗所引起的恶心、呕吐方面有,效果要明显优于胃复安、昂丹司琼。旋覆代赭汤治疗化疗(方案含 DDP)后持续性、顽固性呕吐,治愈率及总有效率较高。旋覆代赭汤含药血清通过 IP3 信号途径来介导细胞内质网释放 Ca^{2+} 使细胞内 Ca^{2+} 升高引起胃窦平滑肌收缩从而起到镇吐的作用。这些为旋覆代赭汤的镇吐提供了现代药理学依据。半夏泻心汤联合胃复安控制胃肠肿瘤患者化疗后恶心呕吐的效果要明显优于单用胃复安。

(四)积聚、癥瘕

积聚是腹内积块,或痛或胀的病证,其证候表现以腹中积块为主证。但从积与聚的症状表现及脏腑归属来看,二者是有所区别的。譬如《难经五十五难》就说:"气之所积,名曰积;气之所聚,名曰聚……积者……其始发有常处,其痛不离其部,上下有所终始,左右有所穷处;聚者……其始发无根本,上下无所留止,其痛无常处谓之聚。"《金匮要略五脏风寒积聚病脉证并治》

也指出："积者,脏病也,终不移,聚者,腑病也,发作有时,展转痛移为可治。"另依中医学的观点来看,五脏主藏精血,脏病则会导致精血凝湿;六腑主传化物,腑病则会导致气机不行。因此,积证大多侧重于血分,聚证大多侧重于气分。但是必须注意的是,气滞和血凝是常会相互影响的,也就是说,血凝则气必滞,气滞则血亦凝。另外,疾病初期可能会表现为聚证,但如果进一步发展,也可能会出现积证的临床特征。中医学认为,癥瘕和积聚是相同的,其中癥与积同,瘕与聚同。女性最可能有癥瘕,也就是以下腹部包块为特征的疾病。这些包块主要发生于胞宫及胞络等部位,这些部位就是现代医学所谓的子宫肿瘤、卵巢肿瘤及某些良性妇科疾病。这些疾病早在二千年前的《内经》中就已有述及,譬如《素问骨空论》就说:"任脉为病……女子带下瘕聚。"

另外,癥瘕还包括了"石瘕"和"肠覃"。从现代医学角度看,"石瘕"和"肠覃"即类似于卵巢、子宫、输卵管的肿瘤。譬如《灵枢水胀篇》就说:"风寒之邪,不客于脉中分肉,而干卫气,深入客于肠外,僻而内着,日以益大,状如怀子,月事仍以时行,名曰肠覃。或干营气,深入客于胞中,恶血留止,日以益大,状如怀子,月事不以时下,名曰石瘕,此皆生于女子,在男子则为沛病也。"

仲景根据《内经》的思想进一步丰富了对积聚证的认识,尤其对妇人癥瘕之证,更做了详尽的阐发,他在《金匮要略·妇人妊娠病脉证并治》篇中就说:"妇人宿有癥病,经断未及三月,而得漏下不止,胎动在挤上者,为癥痼害。""妊娠六月动者,前三月经水利时,胎下血者,后断三月下血也。所以血不止者,其症不去故也"等。仲景所描述的这些症病,和现代医学的卵巢肿瘤、子宫内膜癌的表现有很多相似之处。有关于积聚的治疗,在《内经》里早有"大积大聚,其可犯也,衰其大半而止,过者死"的认识(《素问六元正纪大论》)。经文中告诫我们积聚治疗可用攻法,以遏其病势,但攻之不宜太大、太过,否则就会产生严重的不良反应,并使预后不佳。仲景在此基础上,创立了许多活血化瘀、化痰散结的方剂,从而将积聚的治疗发展到了一个新的高度,并为今天的中医肿瘤临床治疗奠定了坚实的基础。桂枝茯苓丸是活血化瘀,散结消癥,治疗妇科癥瘕的有效方剂,仲景用它来主治"妇人宿有癥病、漏下不止、胎动在脐"之证,由于本方以桂枝温通血脉;桃仁、丹皮,活血化瘀;芍药,柔肝敛阴;茯苓,健脾补中,利湿而助桂通行。合而为方,能够攻坚而不伤正,消瘀而不伤阴,因此也是目前许多临床医家治疗血瘀内阻所产生的妇科盆腔肿瘤的一个基本方剂。大黄䗪虫丸是《金匮要略》中另一首治疗肿瘤的常用方剂,仲景用它来主治干血留内,新血不生,瘀滞成积所致之"五劳虚极赢瘦,腹满不能饮食,食伤、忧伤、饮伤、房室伤、饥伤、劳伤、经络营卫气伤,内有干血,肌肤甲错,两目黯黑"等证。该方使用了大量的活血化瘀药与虫类药,并配合养血补血之品,能养血破血以逐瘀,其作用较之桂枝茯苓丸更为猛烈。因此,在临床上已被广泛用于多种肿瘤,譬如原发性肝癌、胃癌、胰腺癌以及妇科肿瘤,有腹痛、腹块、潮热,肌肤甲错,或月经量少,或经闭不行等临床表现者。鳖甲煎丸是仲景用来治疗感受外邪,肝、脾、肾等脏腑功能失调,痰瘀互结,发为癥母之病的一首方剂。本方具有活血理气,散邪祛湿,化痰软坚,散结消癥等作用。本方集诸法于一方,具有寒热并用,攻补兼施,升降结合,气血津液同治的特点,以丸剂缓图,能攻邪不伤正,祛邪于渐消缓散之中。因此,目前也被广泛应用于各类肿瘤患者,如原发性肝癌及消化道肿瘤、肺癌等肝转移表现有形体虚赢不堪手术或放、化疗的临床治疗。

(五)瘀血

瘀血之名首见于《金匮要略》,但在《内经》中早有多种与此相关的病证,譬如"恶血""留血""凝血""着血"等。瘀血不仅是某些致病因素所引起的病变结果,同时又是许多疾病的起因。譬如,仲景就指出五劳虚极等慢性内伤疾病也是瘀血形成干血劳的重要原因。这个"干血"既是病因,又是病理产物。此外,在很多疾病的某一阶段或全不过程都有出现瘀血的可能。譬如寒凝、热邪、气滞、气虚、外伤、出血、病后、阴虚、痰凝等皆能致瘀。

仲景除了论述了对瘀血的成因之外,对瘀血的主要临床证候以及治疗也作了详细阐述。认为妇人经期或产后不注意调摄,或因内伤七情,气机郁结,最容易感受邪气,以致邪气与瘀血相搏结,致使瘀阻胞中,或导致下血、漏下不止,或聚于腹内而成瘀病。

人体气血贵在流通,一旦受邪,气血必碍。治之之法,当去其瘀阻,通利经脉以畅血行。仲景对瘀血症,明确提出血液内阻成瘀,应当用下瘀血的方法。譬如他说:"病者如热状,烦满,口干燥而渴,其脉反无热,此为阴伏,是瘀血也,当下之。"可见对于瘀血症,用祛除瘀血之法,使邪有出路,是仲景一直倡导的基本原则。仲景根据病程之长短,病情之轻重,病证之虚实,身体之强弱,创制了活血化瘀方剂约二十余首。其组方配合特点,大致可分为行气化瘀、破血逐瘀、活血消瘀等几个方面。这些方剂除了一般内科、妇科疾病之外,临床也被广泛用于癌瘤肿块的治疗。譬如肝癌的临床表现亦可见明显的血瘀症存在。治当理气活血、散块消积。方如大黄䗪虫丸合柴胡疏肝散加减。胰腺癌肿块可发生于胰头部引起右上腹痛,亦可发生于胰尾癌引起左上腹痛。肿块在仰卧时可压迫腹后神经,故可加剧疼痛,特别在夜间更明显。诊其舌质青紫或有瘀斑、瘀点,脉紧而浮,此为瘀血的特征。可用鳖甲煎丸活血化瘀,止痛破癥。结肠癌发病日久,可在腹部触及较大肿块,伴有腹痛,发热,大便不畅,脓血量或多或少,或有里急后重,或有黑便,舌质或暗有瘀斑,脉弦。可用大黄牡丹汤合膈下逐瘀汤活血消积,理气止痛。脑部肿瘤主要症状有头痛如针刺,持续发作不缓解,可伴呕吐,视物不明,或伴半身不遂,语言艰涩,舌质暗红,可用通窍活血汤活血通窍,开关散结。

(六)痰饮

《金匮要略·痰饮咳嗽病脉证并治》是论述痰饮病的专篇,然而痰与饮不同,亦即稠厚者为痰,清稀者为饮,治疗上应有区别。因此,篇中又将痰饮病分为痰饮、悬饮、溢饮、支饮等。仲景对这些痰或饮病进行了详细的论述,这使后世中医对痰饮的认识达到了一个全新的高度。甚至在目前临床多种肿瘤的辨治过程中,也多从痰饮角度进行辨证治疗。

"病痰饮者,当以温药和之"是仲景治痰大法。因为温药具有振奋阳气、开发腠理、通行水道的作用。肺气温,则腠理开发,治节有序,水道通调;脾气温,则运化输布精微,饮邪不致积聚内停;肝气温,则气机舒畅条达,水湿得以疏泄;肾气温,则清阳蒸腾,藏污正常,水无泛滥之虑;心气温,则心阳得振,高照当空,阴霾自散。而人以阳气为本,阳气得以振奋,则三焦得以通利,大气得转,水精四布,五经并行,痰饮自然得消。

除了上述的治本之法,仲景也根据痰饮属肺、脾、肾各自受病,饮邪停留于不同部位的特点,提出了"行消开导"等治标方法,譬如用攻下逐饮法,治疗饮邪流于胸胁,邪实正未虚之痰饮、悬饮;用甘遂半夏汤之因势利导法,治疗饮邪停于胃肠,心下坚满,肠间有声之饮留肠胃证;葶苈大枣泻肺汤治疗饮邪停于胸肺,胸中气塞,喘不得卧,咳逆倚息证;用十枣汤,治疗饮停于胸胁,络脉受阻,气机不利,咳唾引痛者。这些治则和方法,对肿瘤治疗亦有一定指导意义。

(七)水肿

水肿是指体内水液潴留,泛滥肌肤,引起眼睑、头面、四肢、腹背甚至全身泛肿,严重者伴有胸水、腹水等。轻度水肿单靠视诊不宜发现,可用手指按压发生凹陷不能很快恢复亦称为凹陷性水肿。需与指压后无组织凹陷的黏液性水肿及象皮肿相鉴别。本病在《内经》中称为"水",《金匮要略》称为"水气"。朱丹溪在《丹溪心法·水肿》中将本病为"阳水""阴水"两大类,指出"若遍身肿,烦渴,小便赤涩,大便闭,此属阳水","若遍身肿,不烦渴,大便溏,小便少,不赤涩,此属阴水"。此种简单分类法一直为后世医家所宗,目前临床分类也多以此为据。恶性肿瘤所致水肿主要是正气虚弱,邪毒乘虚而入,湿浊瘀血阻滞,以致三焦受损肺、脾、肾、膀胱功能障碍,水液输布失常,水湿内停,泛溢肌肤。

恶性肿瘤引起的水肿可分全身性和局部性水肿。多种恶性肿瘤晚期均可引起全身性水肿。主要原因是因为：恶性肿瘤后期，严重营养不良、恶液质，低蛋白血症等，使血浆胶体渗透压降低，引起组织水肿。恶性肿瘤造成心、肝、肾等脏器功能受损，血液循环及水液代谢异常，引起水肿。肿瘤侵袭、压迫血管、淋巴管，以及肿瘤的创伤性治疗，影响血液、淋巴液回流，可引起局部水肿。如肺癌、纵隔原发或转移肿瘤等压迫上腔静脉引起头面、颈、一侧上肢水肿，即上腔静脉综合征。腹腔、盆腔肿瘤浸润可引起腹水。乳癌根治术后淋巴液回流障碍引起治侧手臂水肿等。恶性肿瘤引起的水肿初起多为阳水，且以局部水肿为主，至晚期则转为阴水，常表现全身水肿。

水肿初起，大都从眼睑开始，继而延及头面、四肢以及全身。亦可从下肢开始，然后延及全身。病势严重，可兼见胸闷、气促、腹满不能平卧等症状。病机各有不同，总体辨证仍以阴阳为纲。一般外感邪气，发病较急，肿势偏于上部，属表证、热证、实证者，称作阳水；内伤正气，发病较缓，病程长，肿势偏于下部，属里证、寒证、虚证者，称作阴水。阳水久治不愈或失治可转化成阴水，阴水不会转化为阳水；若阴水复感外邪，水肿增剧，急则治标，可按阳水论治，但用药须注意正气内虚的一面。治疗大法实证以发汗、利尿、攻逐、祛瘀降浊为主，虚证以健脾温肾为重。恶性肿瘤的水肿治疗根本在于抗肿瘤，病根不除，水肿经治即便暂时缓解，亦不能根治。日久正虚渐盛，病情反复，治疗颇为困难。

癌症引起的水肿病机主要为正虚邪入，瘀血阻滞，损伤三焦水道，肺、脾、肾功能失调，水液输布失司，水湿内停。治疗分阴阳，以发汗利尿、健脾温肾、化瘀降浊为主，并综合运用中西医治疗方法。邪毒闭肺者，头面、颈胸浮肿，以一侧为甚，伴有发热、面赤气粗，甚则喘促，小便赤涩，苔薄或黄，舌红，脉滑数，越婢加术汤加减；水湿浸渍者，肢肿，身重困倦，胸闷泛恶，纳呆便溏，小便短少，舌苔白腻，脉沉缓，五皮饮合胃苓汤加减；湿热壅盛者，局部或全身水肿，皮肤绷急光亮，胸脘痞闷，烦热口渴，小便短赤，或大便干结，舌苔黄腻，脉沉数，疏凿饮子化裁；脾阳虚衰者，全身浮肿以腰以下肿甚，纳少便溏，神倦肢冷，面色萎黄，面色萎黄，小便短少，舌淡，苔白腻或白滑，脉沉缓，实脾饮主之；肾阳虚衰者，全身浮肿，腰以下肿甚，心悸气促，面色㿠白，畏寒肢冷，腰膝酸软，小便不利，或夜尿频多，舌淡胖，苔白滑，脉沉细，真武汤合济生肾气丸化裁。

（八）胸水

胸水即胸腔积液，中医文献中称为"悬饮""癖饮"，以胁下胀满，咳嗽或唾涎时两胁引痛，甚则转侧及呼吸均牵引作痛为主症，或兼干呕，短气等。《金匮要略·痰饮咳嗽病》："……饮后水流在胁下，咳唾引痛，谓之悬饮。"属痰饮病范畴。《素问·经脉别论篇》："饮入于胃，游溢精气，上输于脾，脾气散精,上归于肺,通调水道,下输膀胱,水精四布,五经并行。"悬饮的形成外因多为外感寒邪,寒湿之邪或饮食不当;内因多为劳倦内伤。两者相互作用使肺脾肾功能障碍,肺居上焦,有通调水液的作用;脾居中焦,有运输水谷精微的功能;肾处下焦,有蒸化水液,分清泌浊的职责,三焦气化不利,水液停积,留于胁下而发病。两胁为肝经所主,水流胁下,阻遏气机,影响肝之疏泄,三焦水道不利,饮积加重,故病亦涉于肝。

恶性胸水为肿瘤细胞直接侵犯或转移至胸膜,阻塞毛细血管和淋巴管所致,同时晚期癌症患者低蛋白血症,胸膜腔漏出液增多也造成胸水量增加。恶性胸水最常见于肺癌、乳腺癌、恶性胸膜间皮瘤、恶性纵隔肿瘤等。它可以是疾病的主要症状也可以是伴见症状。

悬饮的形成主要由肺、脾、肾、肝功能失调,水液输布运化失常,饮停胸胁所致。悬饮有多少之分,形成速度有快慢之别,机体正气有虚实之差,故治疗上或以攻逐水饮为主,或以扶益正气为主,或攻补兼施,辨证施治基础上配合中西医结合疗法可获满意疗效。

悬饮初起积液不多,脉络失和,治拟和解疏导。久而饮邪壅盛,形体尚实者,治拟攻逐水饮;若积饮虽多但正气已伤,或素体虚弱者,治拟泻肺利水;悬饮经治疗尚有少量饮邪去而不尽者,治拟消痰破饮。后期气滞血瘀者,治拟理气活血;肺脾气虚者,治拟健脾益气,培土生金;阴虚内热者,治拟滋阴清热。肿瘤悬饮患者,多虚实夹杂之证,本为虚,中阳虚衰,脏气不足;标为实,饮邪停聚,支撑胸胁。治疗需时时固护正气,保护脾胃功能,并合以抗癌之法。邪犯胸肺者,不规则发热或呈寒热往来,咳唾引痛,干呕,口苦,咽干,咳嗽少痰,心下痞闷,气短,苔薄白或黄,脉弦数,小柴胡汤、小陷胸汤合方加减;饮停胸胁者,咳唾引痛较前减轻但呼吸困难加重,气喘息促,不能平卧,甚则病侧肋间胀满,胸廓隆起,苔白,脉沉弦,十枣汤或控涎丹;络脉不和者,胸胁胀闷,积饮之侧上下牵引疼痛,胸痛如灼或刺痛,呼吸不畅,活动及阴雨天加重且迁延难愈,甚则患侧胸廓凹陷变形,舌暗或见瘀斑,脉弦细,桃红四物汤合香附旋覆花汤加减;肺脾气虚者,胸胁胀闷疼痛,疲乏无力,气短懒言,畏风自汗,面色苍白,食欲不振,舌淡胖有齿痕,脉细无力,参苓白术散加减;阴虚内热者,胸胁胀闷疼痛,咳呛时作,咯少量黏痰,口干咽燥,午后潮热,颧红盗汗,心烦,手足心热,消瘦,舌红少苔或无苔,脉细数,沙参麦冬汤、百合固金汤加减。

(九)腹水

腹膜腔内有过量的液体存在,称为腹水。腹水一证隶属中医臌胀范畴,因腹部膨胀如鼓而命名。腹水以腹部胀大,皮色苍黄,甚则腹皮青筋暴露,四肢不肿或微肿为特征。本病在各家方书中有许多不同的名称:如"水蛊"

"蛊胀""膨月亨""蜘蛛蛊""单腹胀"等,所载名称虽然不同,其实都是《内经》所说的臌胀病。《灵枢·水胀篇》曰:"臌胀者,腹胀身皆大,大与肤胀等也。色苍黄,腹筋起,此其候也。"这段经文较详细地描述了腹水的特征。

本病的分类主要可分为"气鼓""血鼓"水鼓"三类,但气血水三者,常常互相牵连为患,临床表现仅为主次之分,而决非单独为病。正如清·何梦瑶《医碥·肿胀》篇分析:"气血水三者,病常相应,有先病气滞而后血结者;有先病血结而后气滞者;有先病水肿而血随败者。有先病血结而水随蓄者。"本病的病因与正邪关系比较复杂。病机多为本虚表实。虚实互见。故治疗上宜谨守病机。攻补兼施为基本原则。

肿瘤累及腹膜是腹水最常见的原因。可由一系列疾病引起。如炎症、心肝肾疾病、原发性腹膜癌、各种癌瘤腹膜转移等。原发性腹膜癌临床少见,主要为间皮细胞瘤。继发性腹膜癌或癌瘤腹膜转移则较常见,女性以卵巢癌最多,男性以胃肠道癌多见。其他如恶性淋巴瘤、间皮瘤、子宫癌及乳腺癌也可引起。腹水的成因可分两类。一类为中心性腹水,主要由静脉或淋巴管阻塞所致。另一类为周围性腹水,由散布于腹膜表面的肿瘤结节刺激液体分泌而引起。腹水初期以气鼓为多见,病情进一步发展迨腹大如其则为水鼓。至于血鼓临床上可见腹膨、青筋显露、血缕血痣、腹中结瘀等。实为同一疾病之不同阶段而已,很难截然分割,总之,腹水是气、血、水三者互相交融为患所致。

腹水病因不一,病机复杂,常表现为虚实夹杂之候,治效颇不易,属中医四大难症之一。朱丹溪说:"风痨臌格为真脏病,绝难治。"故历代医家对于本病的病因病机、治疗及预后有很多研究。各家各发其言,在学术上各有见解。但本病的病因为酒食不洁,情志所伤及其他疾病如症瘕积聚等转化而来。在病机上认为臌胀是由于肝脾肾受损而导致气结、水裹、血凝为患。这些认识却是一致的。由肿瘤造成的腹水,除积极治疗其原发疾病外,针对腹水的治疗也十分重要。由于腹水的病机为本虚表实,故治疗上应先辨明虚实,再要分清气结、血凝、水裹的主次,采用攻补兼施的方法,实则常用治法有散寒、清热、行气、化瘀、消结。虚则常用治法有健脾、养肝、滋阴等。必要时配合攻下逐水的方法,也可采中西医结合的治疗方法。

腹水出现的初期以脘腹部作胀为常见第一症状,作胀以食后更明显,多烦闷,叩诊大多呈鼓音,继而出现腹部胀满,腹渐膨大,甚则高于胸部,形如腹裹,腹部有青筋暴露,脐孔突出,中空外实,逐渐肌肉消瘦。叩诊可有明显的移动性浊音,所伴随的症状有乏力、纳呆,尿少,大便溏而不爽,或秘涩难下,下肢浮肿或有出血倾向等。

恶性肿瘤所致腹水,其辨证的要点首先要辨明虚实,可从以下几个方面着手进行：①从体质强弱，年龄大小，神色方面来进行判断，《景岳全书·肿胀》篇认为"行色红黄，气息粗长者多实；形容憔悴，声音短促者多虚；年青少壮，气道雍滞者多实，中衰积劳，神疲气结者多虚"。对辨证有一定帮助。②可根据腹水进展情况辨虚实，若腹水在半月至一月之间不断进展多为实证；若腹水迁延数月多为虚证。③可根据大小便情况辨虚实，小便黄赤，大便秘结为实。小便清白，大便溏泄为虚。④可根据苔脉情况辨虚实，苔黄厚腻或白厚干腻为实。苔少舌光红绛为虚。在辨证过程中还应辨明气结，血瘀水裹的主次，大凡腹水初起以气结为主，随着病情的发展或治疗不当，病情可逐步深入则以水裹或血瘀为主。

腹水的治疗大法主要以行气、利水、消瘀、化积为主。结合肿瘤治疗，通过行气、利水、消瘀、化积的方法来逐步消除腹水。在应用以上诸种方法时，必须考虑腹水是起于肝脾肾三脏功能障碍，实中有虚一直贯穿于疾病的全过程。因此千万不要攻伐过猛，否则容易产生耗伤脏器的恶果。要遵照《素问·至真大要论》所述"衰其大半而止"的原则。腹水及至晚期，多属虚证。此时通常选用温补脾肾或滋养肝肾等方法来培补根本。但追究腹水的病机总属气、血、水淤结而成，培补的方法易造成助邪增胀的结果。因此在补虚的同时要适当兼顾驱邪。总之在具体情况实施过程中要根据患者的具体情况，认真辨证，审时度势，或采用先补后攻，或采用先攻后补，或采用攻补兼施的方法，随着病情的变化，不断修正治疗方案。临床辨证为气滞湿阻者，腹大胀满，胀而不坚，胁下痞胀或疼痛，纳食减少，食后胀重，嗳气，小便短少，大便黏滞不爽，屎气杂夹，苔薄白或腻，柴胡疏肝散合平胃散加减；寒湿困脾者，腹大胀满，按之如囊裹水，胸腹胀满，得热稍舒，精神困倦，怯寒懒动，小便少，大便溏，下肢浮肿，苔白腻，脉缓，实脾饮为主方；湿热蕴结者，腹大坚满，脘腹拒按撑急，烦热口苦，渴不欲饮，小便赤涩，大便秘结或溏垢，舌边尖红，苔黄腻或兼灰黑，脉象弦数，或面目皮肤发黄，中满分消丸加减；肝脾血瘀者，腹大坚满，脉络怒张，胁腹刺痛，面色黯黑，面颈胸臂有血痣，呈丝纹状，手掌赤痕，唇色紫褐，口渴，饮水不能下，大便色黑，舌质紫红或紫斑，脉细涩或芤，化瘀汤加减；脾肾阳虚者，腹大胀满不舒，早宽暮急，面色苍黄，或呈㿠白，脘闷纳呆，神倦怯寒，肢冷或下肢浮肿，小便短少不利，舌质胖淡紫，脉沉弱无力，附子理中汤和五苓散化裁；肝肾阴虚者，腹大胀满，或见青筋暴露，面色晦滞，唇紫，口燥，心烦，失眠，牙宣出血，鼻衄血，小便短少，舌质红绛少津，脉弦细数，一贯煎合消瘀汤加减。

（十）腹胀

腹胀又称腹满，是指自觉腹部胀满不适或腹部胀大为特点的病症。其证名出自《内经》。《内经·五脏生成》篇云："腹满胀，支鬲胠胁，下厥上冒。

过在足太阴、阳明。"《灵枢·本神》说:脾气"实则腹胀,泾溲不利"。简要地描述了腹胀的特征。对于腹胀的病因病机历代医家多有论述,如李东垣在《兰室秘藏·中满腹胀论》中说腹胀"皆由脾胃之气虚弱不能运化精微而制水谷,聚而不散而成胀满"。他还认为腹胀皆由湿热。明代程充辑《丹溪心法·臌胀》云"七情内伤、六淫外侵、饮食不节、房劳致虚、脾土之阴受伤,转运之官失职,胃虽受谷不能运化,故阳自生阴自降而成天地不交之否,清浊相混,隧道壅塞,郁而为热,热留为湿,湿热相生遂成胀满。"由此可见,腹胀得病为在脾、胃和肝、大肠;病机主要为各种致病因素致使脏腑功能失调脾虚失运,脏腑气机阻滞肠道转运迟缓而致胀满。

腹胀一证常与腹痛、便秘、厌食、臌胀、癃闭、积聚等证同见。在现代医学上讲常出现在尿潴留、腹水、幽门梗阻、慢性胃炎等病的发生发展中。对于肿瘤患者,由于肿块的压迫、梗阻或引起腹水都使患者产生腹胀这一症候。腹胀作为肿瘤的伴随症状多见于肝癌、结肠癌、胃癌及其他腹腔和盆腔恶性肿瘤。

腹胀的辨证首要辨清虚实,实则大便秘结、按之满甚、拒按;虚则喜柔喜按、大便溏薄。次辨寒热,寒则胀满不甚、得热则减、口淡不渴、苔白脉沉;热则胀满急迫、渴喜冷饮、苔黄脉数。肿瘤患者的腹胀,治疗要在控制肿瘤原发病的基础上展开,根据中医辨证施治的原则,实证则依气滞、寒湿、湿热、食积的不同以理气、清化、消食之法治之;虚则补益脾胃、扶益正气。临床辨证论治,脾虚水泛症见腹水、下肢浮肿、大便稀薄、乏力纳少者,黄芪建中汤合实脾饮主之;湿热内蕴症见腹大坚满、胀闷不舒、小便黄赤、低热缠绵者,茵陈五苓散主之;脾肾阳虚见腹大腹胀、如囊裹水、畏寒神怯、四肢不温、腰膝冷痛者,真武汤合五苓散主之;腹壁脉络怒张、胸壁颈项朱缕赤纹、胸胁疼痛、胁下肿块者,大黄䗪虫丸。

(十一)腹泻

腹泻是指与人日常生活方式有关的排便次数和粪便量多,流体性增大的一种现象。中医无腹泻病名,腹泻属于中医泄泻范畴。中医以排便次数增多,每日三五次以上乃至十数次或更多,粪质稀薄,或如水注,或完谷不化,腹痛腹鸣作为主要诊断依据。泄泻者,古有区分,大便稀薄而势缓者为泄;大便如水而势急者为泻。《奇效良方·泄泻门》:"泄者,泄漏之意,时时溏泄或作或愈,泻者,一时水去如注泄。"但在临床实际应用上通称为泄泻。泄泻一症首见于《内经》。《素问·气交变大论》论有"濡泄、鹜溏、飧泄、注下等名称"。以后历代医家根据病因、症候之不同将泄泻分为风泄、寒泄、湿泄、五更泄、大肠泄等很多名称,然而本症以病因而言,有湿热,寒湿,食滞挟湿等,可用湿、暑、寒、食五字概括,但其中均离不开湿字,所谓"无湿不成泄"，然而"泄泻之本，无不由于脾胃的功能障碍"。在治疗上，明·张景岳在《景岳全书·泄泻》篇中说："凡泄泻致病，多由水谷不分，故以利水为上策"。同时他在书中还指出了并不是所有泄泻的患者都可使用利水法，提出了可利不可利的原则。务经"察其所病之本"，否则"越利越虚"。张氏这种辨证论治的观点，从正反两方面提出可利不可利之间的关系，至今值得效法。

肿瘤患者因为体内有邪毒，耗伤人体正气，而脾胃为后天之本，故致使脾胃虚弱。泄泻的主要病变在脾胃与大小肠，其主要病理因素为湿，《素问·阴阳应象大论》篇说"湿甚则濡泻"。脾胃受邪，运化失司，致使水湿内生，清浊不分，二者混杂在一起而下走大肠，形成泄泻。它的致病原因，一般暴泻多为感受外邪、饮食所伤；久泻常由情志不和、脏腑虚弱而引起。肿瘤患者引起泄泻的原因虽然很多，但脾虚湿胜是导致本证发生的关键。外因与湿邪关系最大，内因与脾虚关系最为密切。肝肾二脏所引起的泄泻，也多在脾虚的基础上发生。所以《景岳全书·泄泻篇》有："泄泻之本，无不由于脾胃。"的说法。肿瘤患者脾胃素虚，运化时节则可造成湿盛，而湿盛又可影响脾的运化，故脾虚与湿盛是互相影响，互为因果。

肿瘤疾病在发病过程中常可因各种不同原因而发生腹泻，常见有结、直肠癌。结肠癌性腹泻以脓血黏冻为主，排便次数很多，腹泻常与便秘交替，并逐渐转向以便秘为主或大便变细，这在右侧结肠癌中又为常见，当伴发肿瘤继发感染后，腹泻次数就更明显，还伴有腹痛。由于直肠对粪便潴留更加敏感，故直肠癌时其大便特点是次数多而粪量少。粪便可变细，带血及黏液，可伴有明显的里急后重感。胃癌、肝癌、胰腺癌及胆囊癌等消化系统肿瘤导致的腹泻，是由于消化功能障碍所致，或者是由于这些肿瘤分泌的毒素，刺激肠道引起腹泻。放射治疗、化疗可引起胃肠黏膜损伤、产生炎症和水肿造成腹泻。另外，某些肿瘤手术以后，改变了消化道的结构和功能，如肠道造瘘术后，使食物进入肠道过快；胃癌术后吻合口过宽；胃、胰腺、胆囊等手术后可引起消化酶减少，造成食物消化吸收不良等，都可引起腹泻。

肿瘤患者泄泻则以大便粪质清稀为主要辨证依据。本证首先应辨别暴泻与久泻。暴泻一般多伴有邪气实的证候，多为寒湿、湿热或伤食；久泻多伴有正气不足的证候，多为脾虚及肾虚。与情志有关则多属虚实夹杂。其次应区别寒、热、虚、实。一般大便清稀，完谷不化，多属寒证；大便色黄褐而臭，泻下急迫，肛门灼热，多属热证；泻下腹痛拒按，痛势急迫，多属实证；泻下腹痛不太厉害，痛时喜温喜按，多属虚证。但临床上往往可以虚实夹杂，寒热互见，因此在辨证时，应做全面分析。治疗应以运脾化湿为原则。在治法上，《医宗必读》提出治泻有九法：即淡渗、升提、清凉、疏利、甘缓、酸收、燥脾、温肾、固涩，可供参考。临床辨证论治，协热下利致里热气逆，葛根芩连汤主之;表邪兼正气大伤,桂枝人参汤主之;痞证下利致胃虚食滞、水气不化,生姜泻心汤,主之;湿热下利,白头翁汤主之;邪热内迫阻结胃肠,大柴胡汤主之;少阳邪热移行大肠,黄芩汤主之;下焦不固,桃花汤主之;脾肾阳虚,四逆汤主之;寒热错杂,乌梅丸主之。如半夏泻心汤在一定程度上可以拮抗伊立替康所导致的腹泻,其作用与抑制结肠组织环氧合酶-2(COX-2)表达,降低结肠组织中7-10基-10-羟基喜树碱(SN-38)浓度有关。理中汤加减治疗中医辨证属于脾气虚弱,中焦虚寒的食管癌及贲门癌术后顽固性腹泻患者,临床疗效明显。

(十二)黄疸

黄疸是以身黄、目黄、小便黄为主要症状,其中尤以目睛黄染为主要特征。当血清总胆红素浓度在34 μmol/L 以上时而被肉眼所察,即临床上所称为黄疸。目无黄、身无黄而血清总胆红素超过正常值,被称为隐性黄疸。《内经·素问》曰:"溺黄赤安卧者,黄疸,……目黄者曰黄疸。"

黄疸目前中医临床分类一般分为阳黄和阴黄二类,而黄疸的危重症候归之为急黄。临床上黄疸初起多以阳黄为始,但久治阳黄不退,损伤正气则由阳黄渐转成阴黄,亦可由服下药、寒药太过转化而来。《景岳全书·黄疸》曰:"阳黄证多以脾湿不流,郁热所致,必须清火邪,利小水。火清则溺自清,溺清则黄自退。""阴黄证,多由内伤不足,不可以黄为意,专用清利。"

黄疸作为恶性肿瘤的并发症或作为伴随症状,多见于原发性肝癌、胰头癌、胆囊癌、壶腹部癌、升结肠癌以及其他恶性肿瘤的肝脏、胰脏转移,肿瘤腹腔淋巴结转移,而致周围淋巴结肿大或肿块压迫,阻塞胆管或肝内胆管,致使胆汁分泌排泄受阻,运行不畅,而产生黄疸。黄疸初起以阳黄为主,后期以有恶病质者为多见阴黄。但恶性肿瘤患者亦有一开始即表现为阴黄的,这主要是负瘤日甚,正气自衰,黄疸自出之时表现为阴黄。恶性肿瘤所致黄疸的病机关键是痰、瘀、积,而三者的根本是湿。正如《金匮要略·黄疸》曰:"黄家所得,从湿得之。"病因有内外两个方面,外因多由感受热毒外邪,外湿内浸,饮食不节所致。内因多为脾胃虚弱,痰浊内生,气滞血瘀,内伤不足有密切关系。内外二因又互为因果。由于外因和内因致病的结果,造成机体失衡而产生其病机变化,形成黄疸。

黄疸的出现,一般是以两目先黄,继而尿黄、目黄,及全身发黄,或如橘色而明;或如烟熏而暗。病因有外因和内因之分,病机有各异不同,但总体上有湿热和寒湿之别,因而其变化及所出现的症状,也就各有差异。黄疸的辨证,应以阴阳为纲。阳黄以湿热为主,阴黄以寒湿为主。治疗大法主要为化湿邪、利小便、通大便为重,在肿瘤患者并要结合抗肿瘤的治疗。化湿可以退黄,属于湿热的清热化湿,必要时可配合通利腑气,以挟湿邪下泄;属于寒湿的温中化湿。抗肿瘤治疗是治其根本。如肿瘤得以控制,癥积之瘀得以消退,则黄疸亦易退去。《金匮要略·黄疸》曰:"黄疸之病,当以十八日为期,治之十日以上瘥,反剧为难治。"如果正不胜邪,病情反而有加剧者,则较为难治。

仲景在《伤寒杂病论》中创制了茵陈蒿汤、茵陈五苓散、栀子大黄汤等许多治疗黄疸病变的方剂,从这些方剂所描述的主治症状来看,除了良性的肝胆病之外,也包含了一部分肿瘤病。另从临床上,这些方剂,也一直都被广泛地用于阻塞性黄疸或者肝转移所致黄疸的治疗。但是对于黄疸的治疗必须根据清热、利湿、通便、退黄的原则选方用药才能达到治疗的目的。譬如,在诸多的黄疸病变当中,就有阳黄、阴黄之分,而治法则有清热利湿、解表散邪、通下退黄、除湿祛瘀、化痰通利、疏通气机之别。清热利湿法肝炎型肝癌所发生的黄疸,这在中医称为湿热所致之阳黄证,在治疗上可用清热利湿法来治疗。若属湿热并重者,当用茵陈蒿汤;湿重于热者,当用茵陈五苓散;热重于湿者,当用栀子柏皮汤。解表散邪法临床常见肿瘤继发黄疸而又伴感染发热等阳黄兼有表邪之证,若属阳黄兼表实者,方选麻黄连翘赤小豆汤;若表虚者,方用桂枝加黄芪汤。通下退黄法通利法是仲景治疗黄疸最常用的方法之一。因为通利法的基本药物就是大黄,它具有通腑泄热之功。在《金匮要略》黄疸病篇所列的8个方剂之中,有4个方就有用到大黄。它和不同药物配伍使用,能起到不同的通利退黄作用。譬如热郁肝胆所致之黄疸,此属肿瘤黄疸之实证,可用栀子大黄汤泻下通腑,清热退黄。黄疸又有肝病日久,湿聚成痰,痰结肝络所致痰结血瘀之证。临床可见黄疸日久,腹部胀满,右胁下有块质软,大便溏泄,小便黄而量少,头身困重,纳不佳等女劳疸兼有瘀血之证。可用硝石矾石散除痰祛湿化瘀,通脉除黄。瘀热阻滞也会导致黄疸,其症状表现为身目黄染,小便黄赤,右胁隐痛,面色黧黑。可用大黄硝石汤化瘀通脉,清解郁热。疏通气机法肝胆郁滞也是黄疸致病的原因之一。临床常见胁肋胀满,寒热时作,呕吐纳差,目黄尿赤,大便干结。可用大柴胡汤疏肝理气,通脉退黄。

以上所述皆为肝疸病变之实证,但在临床上由于虚劳致黄者亦不少见。譬如虚劳萎黄证,可用小建中汤以健脾益气退黄;肠胃燥结、血瘀所致之萎黄证,可以猪膏发煎润燥化瘀治疗。

(十三)咳嗽

咳嗽是一种强烈的呼气性冲击动作,一般以有声无痰为咳,有痰无声为嗽,临床上多为痰声并见,难以截然分开,故以咳嗽并称。《内经·素问》认为咳嗽是由于"皮毛先受邪气"所致,又说"五脏六腑皆另入咳,非独肺也",强调外邪犯肺或脏腑功能失调,病及于肺,肺失宣肃,肺气不清而生咳嗽。

咳嗽作为肺系疾病的主要症候之一，历代医家对咳嗽的分类各有不同。《素问·咳论篇》以脏腑区分，命名为肺咳、心咳、肝咳、脾咳、肾咳……明张景岳则将咳嗽归纳为外感、内伤两大类。恶性肿瘤所致咳嗽的病因主要有外感和内伤两方面，均属肺系受病，肺气上逆的结果。因肺主气，司呼吸，上连气道、喉咙，开窍于鼻，外合皮毛，内为五脏华盖，其气贯百脉而通他脏，不耐寒热，称为"娇脏"，易受内外之邪侵袭而为病，病则宣肃失常，肺气上逆，发为咳嗽。

咳嗽常见于原发性支气管肺癌、原发性气管肿瘤和乳腺癌、直结肠癌、胃癌、食管癌等恶性肿瘤的肺脏转移，还见于肺癌、食管癌等患者胸部放射治疗后引起的放射性肺炎，食管气管瘘以及恶性肿瘤晚期患者继发肺部感染或伴有胸腔积液时。咳嗽是一种神经反射过程，当肿瘤组织阻塞呼吸道、咽、气管和小支气管因受感染而有炎性分泌物，或肺泡内炎性分泌物排入支气管时，刺激呼吸道黏膜，由迷走神经传入延脑咳嗽中枢，然后由传出神经刺激声门、膈肌及呼吸辅助肌而引起咳嗽。

咳嗽是肺系疾病的主要征候之一，由外感、内伤两类。一般来说，外感咳嗽多是新病，以邪实为主，常伴有鼻塞流涕、恶寒、发热、全身酸楚等表证；内伤咳嗽多是宿疾，起病缓慢，往往有较长的咳嗽病史，有其他脏腑见症，如食少便溏、胸胁胀痛、腰膝酸软等。但外感日久，渐至内伤，内伤咳嗽，易致外感；故一些慢性咳嗽患者常常是内伤、外感并存，临证时应辨别注意。咳嗽的辨证，除了分清外感和内伤外，还要了解咳嗽的时间、节律、性质、声音以及加重的有关因素，同时还需辨别痰的颜色、性质、数量和气味等因素，由此来判断咳嗽的虚、实、寒、热、轻、重、缓、急。咳嗽是人体正气祛邪外达的一种病理表现，故治疗时切不可单纯地"见咳止咳"，而必须审证求因，针对病因病机而治；局部以治肺为主，实则宣肺、清肺、降肺、化痰；虚则温肺、补肺、敛肺、润肺；同时还应注意调制脾胃、清肝疏肝、补肾纳气等整体疗法。苓甘五味姜辛汤加味治疗非小细胞肺癌氩氦刀冷冻术后的咳嗽、采用小青龙汤治疗胸部恶性肿瘤放疗后并发肺部炎症，属寒饮所致的咳嗽气喘，效果明显优于使用抗生素、肾上腺皮质激素。根据肺癌不同的发展阶段及临床表现，通过灵活运用麦门冬汤、射干麻黄汤、厚朴麻黄汤等经方，在控制肺癌发展，改善咳嗽、气急等症状方面取得满意的临床疗效。

（十四）呕血、便血

呕血、便血均是消化道出血症状，在祖国医学中属"血证"范畴。呕血，又称吐血，由上消化道（胃、十二指肠、食管）而来，经呕吐而出，常夹食物残渣，血色紫黯，甚者鲜红。便血，则血从肛门排出，或便前后下血，或血便夹杂而下，色鲜红、暗红或柏油样黑色。《丹溪心法·吐血》说："呕吐血出于胃也"。《三因极—病证方论·便血证治》曰:"病者大便下血,或清或浊,或鲜或黑,或在便前,或在便后,或与泻物并下……亦妄行之类,故曰便血。"恶性肿瘤所致消化道出血,病机关键是气、火、瘀3方面,可归纳为火热熏灼、气虚不摄、瘀血阻滞。常见病因多由邪毒侵袭、饮食不节、情志内伤、劳倦太过,久病入络所致。

消化道出血均可见便血,便血颜色可作为辨别出血部位远近的参考。一般情况下,便血色鲜红者,其来较近;便血色紫黯者,其来较远。古代张景岳在《景岳全书·便血证治》中明确指出远血、近血部位:"血在便前者其来近,近者或在广肠,或在肛门;血在便后者其来远,远者或在小肠,或在于胃",但以血在便前后来分并不可靠。上消化道出血量少时可仅有黑便而无呕血,出血量少于 50 mL 可仅大便隐血试验阳性而肉眼不能发现。急性大出血大于 1 000 mL 以上,气随血脱,可出现休克症状危及生命。

呕血、便血是消化道恶性肿瘤的常见并发症和伴随症状,多见于胃癌、大肠癌、食管癌、原发性肝癌等。常因肿瘤浸润生长,侵犯周围组织血管使血管破裂而出血;或肿瘤生长过度,自身血供不足,发生坏死溃破而出血。也有因肿瘤放疗引起局部组织损伤,血管通透性增加造成渗血。其他因恶性肿瘤及其治疗引起的全身性凝血功能障碍,也可导致消化道出血。恶性肿瘤根据其生长部位不同,可表现出不同的出血症状,在疾病发展的某些阶段,往往会出现不易控制的大量出血,引起病情恶化。呕(便)血的病机多属火热、气虚、瘀血所致,治疗以治气、治火、治血为原则,并积极综合运用中西医治疗方法。

对于呕血、便血的辨证,首先要分清出血部位及脏腑病位。同样是便血,有上下消化道出血之分,其脏腑病位有在食管、胃、肝、肠的不同。其次,还要分清证候虚实,分清实火、虚火、气虚和血瘀的不同和夹杂变化。治疗上以治气、治火、治血为原则,实火当清热泻火,虚火当滋阴降火,气逆当清气降气,气虚则补气益气,血热则凉血止血,血瘀则活血化瘀。无论何种呕(便)血,在肿瘤患者要合并抗肿瘤综合治疗,反之,则不易止血或暂时缓解而易反复。辨证属阴虚火旺症见出血缓起、量不多、手足心热、口干少津者,百合地黄汤合知柏地黄丸主之;热伤脉络症见出血骤起、量多色鲜红、痰中带血、呕吐鲜血者,泻心汤合玉女煎主之;脾气虚弱者,黄芪建中汤主之;肝郁气逆,症见鼻、齿或痰中带血,头痛目赤,急躁易怒者,大柴胡汤主之;脾胃虚寒,症见大便下血、面色黧黑、畏寒肢冷、脘腹隐痛、脉细缓无力者,黄土汤主之。

(十五)贫血

贫血是指人体血的组成成分和血的生成发生异常变化而引起的疾病。

祖国医学虽没有贫血专门学科和现代医学的病名,但对血液病认识十分深刻,记载甚早。《黄帝内经》中所述的"血虚"和"血枯"类似于血液病中的各种贫血。《金匮要略·血痹虚劳病脉证并治》中的"虚劳"病包括了各种贫血及白血病等。而"虚劳"是脏腑亏损,元气虚弱所致多种慢性疾病的总称。祖国医学认为贫血属于"血虚"和"萎黄"的范畴。贫血的致病因素很多,有外感六淫,内伤七情,疫疠毒邪,饮食劳倦,痰浊瘀血等不同病因。祖国医学认为本病主要是先天禀赋不足,饮食不节,劳倦过度,病久虚损引起脾胃虚弱所致。

脾胃同居中焦,同属中土,脾主运化,胃主受纳。脾主升,胃主降;胃气降,则水谷及糟粕得以下行。脾喜燥恶湿,胃喜润恶燥,脾胃两脏纳化配合,升降相因,燥湿相济,相辅相成,才能完成饮食物的消化、吸收及其精微的输布,最终化生人体的气血,故脾胃为"气血生化之源"。《灵枢·决气篇》说:"中焦受气、取汁、变化而赤,是谓血。"因此脾胃虚弱在本病的发病中占有十分重要的地位。

肿瘤引起的贫血原因有:肿瘤过度消耗;造血因素缺乏,如胃癌造成铁、叶酸、维生素 B_{12} 缺乏;造血器官肿瘤或肿瘤侵入造血器官,如白血病、骨髓瘤、骨髓转移瘤;肿瘤引起脾功能亢进,如造血系统肿瘤使脾增大,可以产生贫血;失血性贫血,肿瘤本身可以急性或慢性出血,如胃癌、结肠癌、直肠癌、宫颈癌、肝癌、白血病等。放疗、化疗后抑制骨髓造血功能。

而现代医学对贫血疾病包括有缺铁性贫血、再生障碍性贫血、巨细胞性贫血、溶血性贫血等。中医治疗以健脾和胃、益气养血、滋补肝肾为原则,并运用中西医结合治疗方法。

贫血辨证施治的关键,在于辨别证候亏虚的程度。根据临床表现,大致可分为脾胃虚弱、气阴两亏、脾肾阳虚、肝肾阴虚4个类型。在治疗方面根据《内经》"虚则补之""损者益之""劳者温之"和"形不足者,温之以气;精不足者,补之以味"的总则,培补五脏。脾肾阳虚者,神疲乏力,少气懒言,畏寒肢冷,纳差便溏,头晕耳鸣,舌淡苔白滑,脉沉细,黄芪建中汤合右归丸加减;脾胃虚弱者,面色萎黄,口唇色淡,爪甲无泽,四肢无力,食欲不振,大便溏泻,恶心呕吐,舌淡苔薄腻,脉细弱,香砂六君子汤为主方;气血两亏者,面色苍白,倦怠无力,头晕目眩,少气懒言,心悸失眠,纳差,舌淡苔薄,脉濡细,八珍汤加减;肝肾阴虚者,头晕目眩,耳鸣健忘,失眠多梦,咽干口燥,腰膝酸软,五心烦热,盗汗,舌质淡少苔,脉细数,大补元煎合二至丸加减。

(十六)虚劳

虚劳是由于多种原因致使脏腑气血阴阳不足或亏损为主要病机的多种慢性虚损性、消耗性、进行性证候的总称。它与久病不愈,正不胜邪,精血大亏,形体不充,失于营养有关。虚劳相当于现代医学的一些慢性消耗性疾病的中晚期。尤其是恶性肿瘤晚期患者,往往会出现严重的营养障碍等恶病质的症状特点。仲景认为虚劳病是由多方面的因素所引起的。他在《金匮要略·血痹虚劳病脉证并治》篇中就明确的指出"五劳虚极羸瘦,腹满不能饮食"是由于"食伤、忧伤、饮伤、房室伤、饥伤、劳伤、经络营卫气伤"以致"内有干血,肌肤甲错,两目黯黑……"他说明了饮食不节、忧思过度、房事无度、过度饥饿、过度劳累、经络营卫气血运行受阻等都是导致虚劳的病因。使人体的瘀血内停以致内有干血;干血又会妨碍新血的生成,而使肌肤眼目失去血的濡养,以致"肌肤甲错,两目黯黑"。

从以上论述我们可以看出,虚劳的病机可总括为五脏气血阴阳虚损。譬如,脾肾阳虚,就会出现"手足逆寒,腹满,甚则溏泄,食不消化也";肾阳虚,就会出现"无子,精气清冷","虚劳腰痛,少腹拘急,小便不利";心阴阳两虚,就会出现"汗出而闷,脉结,心肝阴血不足,虚热上扰,就会出现"虚烦不得眠";脾肾不足,气血阴阳俱虚,就会出现"虚劳里急,悸,衄,腹中痛,梦失精,四肢酸疼,手足烦热,咽干口燥……"虚劳的病机既属五脏气血阴阳虚损,其治法亦当从阴阳、气血、脏腑着手:阴阳两虚,虚劳失精证,方选桂枝加龙骨牡蛎汤;阴阳两虚,虚劳腹痛证,方选小建中汤;阴阳两虚较重证,方选黄芪建中汤;阴阳两虚兼挟风气证,方选薯蓣丸。肾阳虚腰痛证,方选八味肾气丸;心肝阴血不足,虚劳虚烦失眠证,方选酸枣仁汤;虚劳干血证,方选大黄䗪虫丸。仲景治虚劳重视脾肾,故补益脾肾是虚劳的治本之法,因为肾为先天之本,是元阴元阳所寄之处,脾乃后天之本,是气血营卫生化之源。

(十七)眩晕

眩晕是多个系统发生病变时所引起的主观感觉障碍。眩指眼前发黑,眼花缭乱;晕指头晕,头重脚轻或旋转不定。其主要表现为头晕,目眩,视物旋转。轻者闭目即止,重则如坐舟车,伴有耳鸣,恶心,呕吐,心悸,汗出等。眩晕,在中医古籍中属"掉眩""头眩""眩冒""眩运""眩晕"范畴。现代医学中包括多种疾病,如高血压性眩晕、中枢性眩晕、内耳性眩晕、低血压性眩晕、神经官能症眩晕、外伤性眩晕,以及阵发性心动过速,房室传导性阻滞等所致的眩晕。眩晕由"风、火、痰、虚"所致。概括而言,眩晕之证,总属本虚标实,本虚以肝肾不足,气血虚弱为主,标实与肝风、火、痰、湿、瘀有关,虚实之间常可相互转化。

在肿瘤性疾病中,颅内占位性病变患者眩晕的发生率最高,主要多见于听神经瘤、第四脑室肿瘤、小脑肿瘤以及生长于脑部的其他部位肿瘤,其中亦包括转移性脑肿瘤。眩晕与呕吐可以同时出现或是单独发生,是颅内压增高的一种表现。

　　除了颅内肿瘤,在其他肿瘤性疾病的病程中,眩晕也是一种常见症状:如消化道肿瘤并发急性或慢性消化道出血后,由于严重贫血而出现头晕乏力;肿瘤晚期,由于长期卧床或慢性消耗导致恶病质;或泄泻无度,患者虚弱乏力,眩晕时作,不能起床等。另外肿瘤患者,尤其是中老年患者除了肿瘤疾病,多伴有内科各系统慢性或急性的疾病:如心血管疾病、血液病、内分泌代谢障碍、感染性疾病、神经衰弱等。因此,在诊治眩晕症的过程中单用抗肿瘤治疗是难以取效的,在进行抗肿瘤治疗的同时应该从内科疾病的角度综合各种症候进行辨证论治,结合辨病,常常能够获得事半功倍的疗效。

　　眩晕的主要病理因素为风、火、痰、虚、湿。急性发作期多表现为风、火、痰湿壅盛,治以熄风、清火、化痰、除湿,缓解期常见为肝肾亏虚,气血不足,治宜调补肝肾,健脾养心,补益气血为主。眩晕之病,症状可轻可重,变化多端,各类眩晕,既可单独出现,亦可互相并见,故治疗时可单独使用一法,也可数法并用,根据病情灵活变化。特别强调一点,肿瘤患者伴见眩晕,在运用辨证论治手段诊治眩晕的同时,勿忘积极有效抗肿瘤的治疗,注意辨证与辨病有机结合,掌握扶正与祛邪的权衡轻重,最终使疾病得到完全的控制。肾虚不足型,病久体虚,眩晕耳鸣,眩晕不重,耳鸣缠绵,腰膝酸软,神疲乏力,精神萎靡,健忘,男子遗精,女子经闭。偏阳虚者,形寒肢冷,面色㿠白或黧黑,舌胖嫩,脉沉细;偏阴虚者,颧红,咽干,五心烦热,舌红少苔,脉弦细,偏阴虚者,左归丸化裁,滋肾益阴;偏阳虚者,右归丸加减,补肾助阳;痰浊中阻,眩晕如坐舟车,伴恶心呕吐,头重如裹,胸闷腹胀,食少倦怠,口渴不思饮,或不渴,舌质淡胖,或见齿龈,脉滑,或濡,半夏白术天麻汤、二陈汤、泽泻汤化裁;肝阳上亢,时时头晕,头痛耳鸣,每因恼怒或烦劳而加剧,面红,性情急躁,易怒,大便干结,口干而苦,少寐多梦,舌红少苔,脉弦数,甚则眼前发黑,眼球作胀,颈项牵强,不能转动,动则视物旋转,天麻钩藤饮、镇肝息风汤化裁;肝肾阴虚,眩晕耳鸣,精神不振,心烦失眠,五心烦热,腰膝酸软,口干咽燥,目涩口干,男子遗精,女子月经不调,杞菊地黄丸加减;气滞血瘀,头晕目眩,头痛定作,或外伤史,面色晦暗,甚则黧黑,心悸气短,胸胁疼痛,喜叹息,舌质淡暗,或边有瘀点,脉涩或弦细,通窍活血汤主之;气血亏虚型,眩晕日久,反复发作,耳鸣,心悸少寐,面色萎黄,神疲乏力,劳累后尤甚,少气懒言,面色苍白,唇舌色淡,舌淡,苔薄,脉沉细或弱,归脾汤化裁。

（十八）失眠

　　失眠又称"不寐""不得眠""不得卧""目不瞑",是指经常不能获得正常睡眠为特征的一种病证。临床上以不易入睡,睡后易醒,醒后不能再睡,时睡时醒,或彻夜不眠为其证候特点,并常伴有多梦。是阳盛阴虚,阳不入阴,神不守舍,心神不安的病理表现。睡眠与人体卫气的循行和阴阳的盛衰有十分密切的关系。如《灵枢·口问》篇中就有记载:"阳气尽,阴气盛,则目瞑;阴气尽而阳气盛,则矣。"也就是说,在正常的生理状况下,卫气白天行于阳经,阳气充盛则觉醒;卫气夜行于阴经,阴气充盛则入睡。若因病导致机体阴阳失调,阳不入阴则产生失眠;阳不出表,则产生嗜睡。睡眠就是阴阳之气潜藏出入的过程,所以机体阴阳的转输和阴阳的盛衰变化是产生失眠的病理机制。阴阳失调,必然影响心神,神志不安乃致失眠。故失眠和嗜睡是阴阳失衡睡眠障碍的重要表现,而临床又以失眠较为多见。

西医认为失眠症是一种以失眠为主的睡眠质量不满意状况,其他症状均继发于失眠,包括难以入睡、睡眠不深、易醒、多梦、早醒、醒后不易再睡、疲乏或白天困倦。失眠常常是心身疾病诸多症状中的一种,国内也有研究结果表明失眠患者的焦虑、抑郁症状水平明显高于正常人。若是它病兼见失眠者,应先解决根本的病因或疾病再调整失眠。若以失眠为主要症状,则可根据患者的病机进行区别对待加以治疗,使睡眠状况得以改善。

对不同失眠类型的患者分而治之,充分发挥辨证论治的优势,同病异治,灵活加减。热扰胸膈,栀子豉汤主之;阴虚火旺致热扰心神,黄连阿胶汤主之;心肺阴虚致心神不宁,百合地黄汤主之;脏阴不足致心神失养,甘麦大枣汤加味;肝气郁结致气机不畅,四逆散或逍遥散加减;肝血不足致虚火内扰,酸枣仁汤加减;阴阳两虚,桂枝加龙骨牡蛎汤加味。

(十九) 抑郁

中医辨证抑郁症属"郁病"范畴,一般均认为病因为情志内伤,病机为肝气不舒、气机郁结,兼有血瘀、化火、痰结、心神惑乱等病理变化,涉及心肝脾三脏,因肝主疏泄,主情志,所以抑郁尤与肝关系密切。肝主情志,《素问·灵兰秘典论》谓:"肝者将军之官,谋虑出焉。"说明在五脏中肝与思维情绪变化等精神活动联系密切。肝的主要生理功能保持全身气机疏畅条达,通而不滞,散而不郁。肝气主升、主动,肝的气机郁滞,血行不畅,则易抑郁致病,反之,肝的疏泄功能正常,则气机调畅,人体方显条达之机。总之,抑郁性神经症的辨证以肝郁为总纲,病机在于人体脏腑气机升降出入、运行变化失去其舒畅顺利之常,各类功能活动失调而郁滞,各种病理产物接踵而至,停留不去,结聚而不得发越,继而变生种种病证。《素问·六元正纪大论》云"木郁达之",治疗上应疏肝解郁,调整气血阴阳平衡,使阴阳偏盛偏衰归于平复,气机升降顺畅,郁滞得以祛除,使"失和"的机体恢复"和平",这是对《内经》治郁方法的集中体现。

恶性肿瘤患者多有情绪低落、绝望、恐惧等不良情绪。有报道显示,肿瘤患者合并抑郁的发病率为 25.8% ~58%。不良的情绪反应对患者的治疗和预后有很多的负面影响。临床采用甘麦大枣汤治疗恶性肿瘤合并抑郁症的患者,结果显示总有效率大于80%;对胃癌术后抑郁症患者在心理疏导的基础上口服六君子汤合半夏厚朴汤,其改善的总有效率要明显高于仅进行心理疏导的对照组。黄煌教授赞誉柴苓汤为"天然免疫调节剂",并常用其治疗胸胁苦满、默默不欲饮食、烦渴、小便不利并伴有情志抑郁的患者。将柴苓汤方证归纳为:情绪低落,焦虑,食欲不振,口渴或小便不利,面目肢体浮肿等,并用来治疗符合此方证的化疗或术后呕吐泛酸并伴有精神障碍的患者,取得满意疗效。

(二十)化疗后感觉异常

化疗所致的周围神经毒性多数发生于化疗早期,以末梢神经、脑神经和自主神经损害导致的局部或全身性感觉异常为主,主要表现为指、趾端的对称性麻木或疼痛、感觉减退、触觉过敏等。同时,化疗性皮肤病变也是常见的治疗相关不良事件,即皮肤出现感觉丧失或红斑为主的特异性皮肤综合征,病变局限于掌跖部则为手足综合征,包括皮肤色素沉着、皮肤肿胀、水疱、溃疡伴疼痛。

奥沙利铂是继顺铂和卡铂之后的第三代铂类抗癌药,目前已广泛应用于胃癌、结肠癌等恶性肿瘤的治疗中,但其对神经的不良反应限制了其应用。临床实践表明,黄芪桂枝五物汤在治疗奥沙利铂所致的神经毒性方面有着十分确切的疗效。黄芪桂枝五物汤防治FOLFOX方案化疗所致的神经毒性效果要明显优于口服甲钴胺片和维生素B_1。对接受了FOLFOX方案化疗的结直肠癌患者进行研究后发现,用黄芪桂枝五物汤薰洗双足可减小腓总神经和正中神经传导速度的降低幅度。

第五章

▶ 肺 癌

原发性支气管肺癌(简称肺癌)是当前世界各国最常见的恶性肿瘤之一,已成为目前人类因癌症死亡的主要原因。肺癌的发生与吸烟关系较为密切,另外,职业性致癌因素(如无机砷、石棉、铬、镍等)、电离辐射、大气污染以及生物学细胞遗传物质的改变等,均能引起肺癌。

原发性支气管肺癌是指原发于支气管黏膜和肺泡的癌肿。根据肿瘤的大体形态及其生长的部位,可分为中央型、周围型和弥漫型3种。组织学分型为鳞癌、腺癌、腺鳞癌、大细胞癌、小细胞癌、类癌等。由于小细胞癌的生物学行为与类他类型的肺癌显著不同,并且预后和治疗方法的后异,从临床角度考虑,目前世界上倾向将肺癌分成两大类:小细胞肺癌(SCLC)和非小细胞肺癌(NSCLC)。其临床表现最常见的有咳嗽、咯血、胸痛、发热、气急、胸闷等。由于原发肿瘤直接侵犯压迫或沿血道和淋巴道转移,常可累及纵隔、胸膜、喉返神经、心包、食管、淋巴结、脑、肝、肾、肾上腺、骨等组织和器官,而出现相应的临床表现。根据痰液细胞学检查、X射线检查、CT、MRI检查以及纤维支气管镜病理检查等可以明确诊断。

肺癌的治疗有外科治疗、放疗、化疗等,早期诊断是提高治疗效果的有效途径,早期(Ⅰ、Ⅱ期)肺癌多以手术根治为目标,术后可酌情行放、化疗。但临床上约有70%~80%的肺癌患者在确诊时已属晚期,能手术的病例很少,一般以放疗及化疗为主,但由于放化疗的毒副反应及指征的限制,也不适用于所有的中晚期(Ⅲ、Ⅳ期)肺癌。因此,近年来强调早期发现、早期治疗,治疗方案采用外科、放疗、化疗等多学科、多方法综合治疗,以提高近期疗效及生存率、生存质量等。

一 中医论述

中医古籍中并无肺癌这一病名,对肺癌病症的类似记载,散见于"肺积""息贲""肺痿""咳嗽""痰饮""咯血""积聚""肺痈""胸痛"等病症资料中,尤与"肺积""息贲"、相似。《素问·奇病论》"病肋下满,气逆……病名曰息积",《难经》记载"肺之积,名曰息贲,在右肋下,覆大如杯。久不已,令人洒淅寒热,喘咳,发肺壅",较早提出了与肺癌相似症状的病名,即肺积、息贲。

肺癌的主要临床症状包括的咳嗽、咯血、胸痛、气促,痰饮也有相关论述。《素问·咳论》的"肺咳之状,咳而喘息有音,甚则咳血",《灵枢·邪气脏腑病形》曰:"肺脉……微急为肺寒热,怠惰,咳唾血,引腰背胸",宋《圣济总录》说"肺积息贲气胀满咳嗽,涕唾脓血",在肺癌中均可见到。《灵枢经》谓:"大骨枯槁,大肉陷下,胸中气满,喘息不便,内痛引肩项,身热脱形破䐃。"颇似晚期肺癌精气耗竭之恶病质的临床表现。《金匮要略·肺痿肺痈咳嗽上气病脉证治》中"寸口脉数,其人咳,口中反有浊唾涎沫"的肺痿,"咳即胸中隐隐痛,脉反滑数……咳唾脓血"的肺痈,也可见于肺癌患者。明清时期对肺癌的认识有较大进展。明代张景岳说:"劳嗽,声哑,声不能出或喘息气促者,此肺脏积也,必死。"喻嘉言在《寓意草》中描述了肺癌晚期出现锁骨上淋巴结转移的临床表现,"……三二年来,尝苦咳嗽生痰……见其两颐旁有小小垒块数十高出,即已知其病之所在"。在上述的种种描述,极似肺癌的临床表现。

古人对于肺癌病因病机的认识较为深刻,认为正虚是发病的基础,同时重视六淫邪毒乘虚侵入在肺癌发病中的重要性。如《素问·遗篇·刺法论》曰"正气存内,邪不可干"。《素问·评热病论》"邪之所凑,其气必虚"。金代张元素《活法机要》云:"壮人无积,虚人则有之。脾胃怯弱,气血两衰,四时有感,皆能成积。"明代李中梓《医宗必读·积聚》亦强调,"积之成也,正气不足,而后邪气踞之。"同时,古人亦认识到外邪入侵可致病,如《灵枢·九针论篇》:"四时八风之客于经络之中,为瘤病者也。"《杂病源流犀烛》中说,"邪积胸中,阻塞气道,气不得通,为痰……为血,皆邪正相搏,邪既胜,正不得制之,遂结成形而有块。"古人还认为烟酒为辛热之品,长期大量嗜食烟酒与肺癌的发病有关,清代顾松园认为"烟为辛热之魁",清《医门补要》"表邪遏估于肺,失于宣散,并嗜烟酒,火毒上熏,久郁热炽,烁腐肺叶",发为本病。

古人在长期的临床实践中对此类病症提出了一些行之有效的治法治则,如扶正培本,辨证使用攻补方法等。古人认为肺癌的形成被认为是"正气不足,而后邪气踞之"所致,故提出扶正培本的治疗原则。朱丹溪云"养正气,积自除"。张元素在《活法机要》中指出"……故治积者,当先养正则积自除"。古人认为应根据病变发展之阶段,详审邪正盛衰,辨清虚实,以及虚实的多少,辨证地使用攻补之法。在疾病早期,邪气壅盛,正气亏虚不著,实多虚少,以攻邪为主,扶正为辅。《景岳全书》云:"凡积聚未久而元气未损者,治不宜缓,盖缓之则养成其势,反以难制,以其所急在速攻可也。"病变后期,正虚明显或虚多实少,应以扶正为主,祛邪为辅,清代喻嘉言更是提出了"大要缓而图之,生胃津、润肺燥、下逆气、开积痰、止浊唾、补真气以通肺之小管,散火热以复肺之清肃"的治法,对研究肺癌治疗具有重要启迪意义。

古人对肺癌的治疗用药散落在对"肺痿""咳嗽""痰饮""咯血""积聚""肺痈""胸痛"等病的论述中,历代医家根据临床经验创立了大量经典方剂。如《金匮要略·肺痿肺痈咳嗽上气病》曰"肺痈,喘不得卧,葶苈大枣泻肺汤主之";对痈脓已成,咳逆上气者,则以桔梗甘草汤排脓解毒,千金苇茎汤《千金要方》去瘀生新;热燥肺萎者,用麦门冬汤;寒燥致萎者,以甘草干姜汤温复肺气,去其寒湿;肺萎虚弱者,以炙甘草汤滋五脏之燥;寒饮郁肺,咳而上逆者,以射干麻黄汤散寒降气、祛痰开结;饮热郁肺,热重于饮者,以越婢加半夏汤治之;痰湿壅肺者,用二陈汤;痰水壅肺,宜五苓散上下分消其痰水;痰热壅肺者,以清气化痰丸清热化痰,或以小陷胸汤宽胸散结;阴虚痰热者,以沙参麦冬汤合贝母瓜蒌散滋阴润肺、理气化痰;脾虚痰湿者,以参苓白术散培土生金;肾虚致咳,肾不纳气者,六味地黄丸或都气丸治之;肺肾阴虚,虚火上炎之咳血,用百合固金汤;胸痹胸痛者,以瓜蒌薤白半夏汤温阳化气;痰瘀互结者,以下瘀血方祛瘀散结。由此可见,古人对该病的治法以宣肺止咳、理气化痰、泄水逐饮、滋阴润燥、活血化瘀、补益脾肺为主。

二 中医临床治验

(一)病因病机

肺癌是一种全身属虚,局部属实的疾病,其发病主要是与正气虚损和邪毒入侵密切相关。因肺为娇脏,易受邪毒侵袭,肺失宣降,气机不畅,血行瘀滞,津液不布,湿聚成痰,气滞、痰凝、血瘀、邪毒相互搏结,久而形成肿块,故肺癌病机特点为"痰、瘀、毒、虚"其中,应尤其重视"虚""痰"在肺癌发病中的关键作用。气虚是肺癌发病的内在根本原因,并贯穿其发展始终,肺癌早期以气虚为主,病久则耗气伤阴,以致气阴两虚。且气虚是肿瘤发展转移的根本原因,人体内部正邪之间的强弱盛衰决定了肿瘤的进退变化。气虚易致气机失调,气机当升不升、当降不降,癌毒则易于停留郁结,日久在气失固摄的情况下发生转移,流窜停留于他脏。正如《医宗必读》所说:"积之成也,正气不足,而后邪气踞之。"而"痰"是邪毒致病的主导因素,因肺失通调,脾失运化,湿聚成痰,痰储肺络,肺失宣降,痰凝气滞,郁久化热,导致气血瘀阻,热毒结聚。肺癌种种病状皆痰之为患,如咳嗽气促为痰湿壅肺,咳血胸痛为痰瘀搏结,肺癌淋巴结转移为痰核流窜皮下肌肤,肺癌脑转移为痰浊蒙蔽清窍等。"痰"之成因与肺脾密切相关,所谓"脾为生痰之源,肺为储痰之器",故治痰不忘健脾,健脾必须益气。

（二）益气除痰、肺脾同治

临床上以益气除痰法作为肺癌的主要治则，重视健脾益气、培土生金。因肺居上焦，脾位中焦，"肺手太阴之脉，起于中焦"，肺脾二脏经脉相连。脾属土而生肺金，脾为肺之母，肺所主之气、所布之津来源于脾所升清之水谷精微，即李东垣所言"饮食入胃，而精气先输脾归肺"。脾气充足则肺气健旺，宗气充盛而"脾胃一虚，肺气先绝"。且脾胃属中焦，乃气机之枢，脾升胃降斡旋于中，助肺气治节。以上均体现了益气健脾、培土生金法在治疗肺癌中的重要性。临证处方常以党参、白术、茯苓、黄芪、太子参、薏苡仁等健脾益气，陈皮、八月札、木香等醒脾开胃，使补而不滞。治痰者以健脾为本，理气为先，并根据其属性可分为热痰、湿痰、燥痰、寒痰等，灵活运用清热、燥湿、润肺、温寒、消导、攻逐之法。临床善于辨"痰"论治。咳痰黄稠，舌苔黄腻者，属热痰，宜清热化痰，常用蒲公英、鱼腥草、半枝莲、胆南星、葶苈子等；咳痰色白，舌苔白腻，脉滑者属湿痰，宜燥湿化痰，常用法夏、陈皮、茯苓、苍术；咽干咽痛，干咳少痰者，属燥痰，宜润肺为主，常用百合、天冬、麦冬、沙参；咳嗽痰多，色白清稀，舌苔白滑者，属寒痰，宜用法夏、生姜、紫苏子等；痰多者加瓜蒌皮、浙贝母、枳实、胆南星等加强化痰。所谓治痰先治气，不管何种证型，均选用桔梗、北杏仁、厚朴、枳实等宣降肺气。根据临床观察，肺癌患者痰热者为多，临证多用清热化痰、清肺解毒药物，常用药物有鱼腥草、仙鹤草、蒲公英、连翘、石上柏等。另外，痰瘀互结是肺癌的常见病机，痰浊常与瘀血相兼致病，故临证除痰散结药与活血化瘀药并用，除痰散结喜用浙贝、法夏、山慈菇、瓜蒌皮、猫爪草、露蜂房、僵蚕、八月札等，活血化瘀常用桃仁、土鳖、守宫、丹参、莪术等。

（三）辨证施治，随证加减

肺癌是一种全身疾病的局部病变，以肺脾气虚或肺肾阴虚为本，气滞、痰凝、血瘀、邪毒为标。治疗当扶正祛邪，标本兼治。临证常以云苓、浙贝母、山慈菇、鱼腥草、仙鹤草、守宫、桃仁、桔梗等药物组成基本方，其中云苓健脾益气，培土生金；鱼腥草清肺解毒，清热化痰；仙鹤草补虚消积，又能止血；浙贝母、山慈菇、守宫化痰解毒散结；桃仁活血祛瘀；桔梗宣调肺气；诸药合用，具有健脾清肺，解毒化痰散结之功效。

遵从周岱翰教授辨证分型的基础上，根据自己多年的临床经验，把肺癌分为4型。

（1）肺郁痰瘀型：主症为咳嗽不畅，痰中带血，胸闷气急，胸背隐痛，口干口苦，便秘，舌暗红有瘀斑，苔白或黄，脉滑数。治宜宣肺理气、化瘀除痰，治疗用自拟基本方加法夏、全瓜蒌、北杏仁、薏苡仁。

（2）脾虚痰湿型：主症为咳嗽痰多，胸闷气短，纳呆消瘦，腹胀便溏，舌淡胖,舌边有齿印,苔白腻,脉濡、缓、滑,治宜补中健脾,益气除痰,治疗用基本方加党参、白术、北芪、薏苡仁等。

(3)阴虚痰热型:主症为干咳无痰或痰少质黏,咳吐不爽,或痰中带血,口干咽燥,潮热盗汗,尿赤便结,舌红绛或舌光无苔,脉细数无力。治宜滋肾清肺,化痰散结,处方予基本方加沙参、麦冬、天冬等轻清生津之品,以防滋腻碍胃。

(4)气阴两虚型:主症为神疲乏力,口干短气,干咳痰少,咳声低微,或痰少带血,颜面萎黄暗淡,舌苔白干或无苔,舌质嫩红,脉细如丝。治宜益气养阴,扶正祛积。处方以基本方加黄芪、太子参、百合、麦冬;若阴虚较甚,则加生地黄、玄参、玉竹等养肺肾之阴。

临床肺癌患者常以各种并发症前来就诊,根据"急则治其标"的原则予随证加减。咳嗽频繁者加用前胡、杏仁、厚朴、枳实、桑白皮、紫菀、款冬花、百部等,宣降肺气、行气宽胸;并发胸水,饮停胸胁、胸闷气促者,加葶苈子、泽泻、车前子、猪苓等泻肺利水;肿瘤侵犯胸膜,胸胁疼痛者加桃仁、土鳖、莪术、徐长卿、牡丹皮、郁金、全蝎、蜈蚣等祛瘀通络止痛;热毒蕴肺,并发感染,或有发热者,选用蒲公英、鱼腥草、半枝莲、苦参、连翘、黄芩、菊花等清肺解毒;咳血者用仙鹤草、白茅根、藕节炭、三七粉、白及;痰浊阻肺者,酌加胆南星、全瓜蒌、葶苈子、法半夏、山海螺等;癌性发热,辨证属阴虚不能潜阳,气虚阴火内生者,加牡丹皮、地骨皮、鳖甲、生龙牡等;肺卫不固,自汗盗汗者,加用浮小麦、黄芪、防风等;外感鼻塞流涕者,加苍耳子、辛夷花、荆芥、防风;肺热津伤者,酌加沙参、天花粉、生地黄、玄参、石斛、麦冬、天冬等;肝肾不足者,酌加桑寄生、女贞子、山萸肉、桑椹等;对骨转移疼痛者,常配伍杜仲、续断、骨碎补等;脑转移致头痛、眩晕、意识不清者,配伍蜈蚣、全蝎、地龙等虫类药,通络散结,并以石菖蒲、钩藤、白芷醒脑开窍。若患者正行化疗,则宜和胃降逆、健脾补肾,可加黄芪、党参、当归、枸杞等,并以法半夏、橘皮、竹茹等和胃降逆;放疗可加活血清热之品,如丹参、赤芍、知母等,既提高放疗敏感性,又可防止放射性肺炎和肺纤维化的发生。

若靶向药物治疗后引发皮疹者,予加味荆防四物汤内服以祛风清肺、凉血润燥。可选自拟皮肤外洗方银花藤、野菊花、地丁、蚤休、五倍子、地肤子、丹皮、赤芍外洗。

(四)以人为本,综合治疗,重视生存质量和远期疗效

于中医药治疗中晚期肺癌,应以人为本,强调"治病留人",提倡"带瘤生存",重视患者生存质量的提高,延长其生存期。提出将生存质量的评价引入到中医肿瘤学的疗效评价当中,全面客观地反映中医药的治疗效果。提高生存质量是晚期非小细胞肺癌患者治疗要解决的最大问题。现有的实体

瘤的疗效评价标准不能全面地评价中医药治疗恶性肿瘤的疗效,二者疗效特点的最大差别是,前者瘤体在短时间内可能明显缩小,但很快复发,肿瘤增大,生存期无明显延长,生存质量迅速下降,而后者中医药治疗瘤体缩小不明显,但生存期延长,自觉症状明显好转。

在远期疗效方面,中医药也显示出一定的优势。大量的临床和实验研究显示,中医药的作用机制是多靶点的,特别是中医药扶正培本治疗在增强机体免疫功能,调节体内各脏腑生理平衡方面有独到作用。中医药与放化疗相结合的治疗具有疗效协同作用,中医治疗可减轻放、化疗不良反应,提高生存质量,而放化疗则可迅速减轻瘤体负荷。

第六章

▶ 乳腺癌

乳腺癌是女性常见恶性肿瘤之一,现代医学将乳腺癌分为非浸润性癌、导管内癌、小叶原位癌、浸润性癌、浸润性导管癌、浸润性小叶癌、髓样癌、黏液癌、乳头状癌、管状癌、乳腺派杰氏病等。遗传因素与乳腺癌的发病有较密切的关系。其诊断可以根据临床症状和体征,实验室检查影像学诊断及乳管内镜检查病理脱落细胞检测、物理学检查、超声检查等为依据。常见有乳腺肿块,乳头溢液,腋下淋巴肿大等表现。治疗可有外科治疗、化疗、放疗、内分泌治疗、免疫治疗、新辅助化疗等。外科治疗是目前能达到治愈目的的主要治疗方法。一旦乳腺癌诊断确立,应尽早争取外科根治手术。对于无法实施根治术的患者,可给予做姑息性治疗。乳腺癌的化疗只能作为辅助疗法,临床主要推荐的方案为 CMF、CAF、ACMF、MFO 方案。内分泌药物有三本氧胺,近来临床应用泰素治疗乳腺癌疗效很好。乳腺癌主要转移途径肺、胸膜、肝、骨等,一旦出现则预后不良。

一 中医论述

乳腺癌祖国医学称之为"乳岩""乳石痈""妒乳""石奶""翻花奶"等。自汉代以来历代医家对本病的认识不断深入。其中以明《外科正宗·乳痈论》对本病的论述较为详细。隋代巢元方《诸病源候论·乳石痈候》中曾描述"石痈之大,微强不慎大,不赤微痛热……但结核如石",对本病的特征做了概括的描述。宋代陈自明《妇人大全良方》中已将乳痈和乳岩相区别,提出乳岩初起"内结小核,或如鳖棋子,不赤不痛,积之岁月渐大,岩崩破如熟榴,或内溃深洞,血水滴沥,此属肝脾郁怒,气血亏损,名曰乳岩,为难疗"。"用益气养荣,加味逍遥,加味归脾,可以内消,若用行气迫血之剂,则速其亡"。元代朱丹溪《丹溪心法痈疽》"乳房,阳明所经,乳头,厥阴所属。乳子之母,不知调养,怒忿所逆,郁闷所遏,厚味所酿,以致厥阴之气不行,故窍不得通,而汁不得出,阳明之血沸腾,故热盛而化脓"。并载乳痈方"青皮,瓜蒌,橘叶,连翘,桃仁,皂角刺,甘草节,破多加参、芪,以水煎,入酒服"。明代陈实功《外科正宗》提出情志所伤为主要病因,与肝脾心三脏关系最为密切,

"忧郁伤肝,思虑伤脾,积想在心,所愿不得志,致经络痞涩,聚结成核"。并对其临床特点做了形象而详尽的描述"初如豆大,渐若棋子,半年一年,二载三载不痛不痒,渐渐而大,始生疼痛,痛则无解,日后肿如堆栗,或如覆碗,色紫气秽,渐渐溃烂,深者如岩穴,凸者如泛莲,疼痛连心,出血则臭,其时五脏俱衰,四大不救,名曰乳岩"。对其预后,明确指出"凡犯此病者,百人必百死,知觉若早,姑用清肝解郁汤,或益气养荣汤,患者再加清心静养,无是无碍,服药调理,只可苟延岁月"。明代薛立斋曰"乳岩乃七情所伤,肝经血气枯槁之证,不赤不痛,内有小核,积之岁月渐大,内溃深烂,为难治。因肝脾郁怒,气血亏损故也。治法痛寒热初起,即发表散邪,疏肝清胃为主,宜益气养荣汤、加味逍遥散,可以内消。若用行气破血,则速其亡矣"。清代吴谦《乳岩心法要诀》对其治法提出"初宜服神效瓜蒌散,次宜清肝解郁汤,……致损胃气,即用香贝养荣汤。或心烦不寐者,宜服归脾汤潮热恶寒者,宜服逍遥散"。

古人对乳岩的辨证论治,认为其起病主要是由肝郁脾伤、冲任不和所引起,所以主要也从肝脾、冲任论治。高秉钧《辨乳癖乳痰乳岩论》:"夫乳岩之起也,由于忧郁思虑,积想在心,所愿不遂,肝脾气逆,以致经络痞塞结聚成核"。清代吴谦《乳岩心法要诀》指出"此证由肝脾两伤,气郁凝结而成"。故治疗当疏肝解郁,补运脾土。首先应当调整心志,怡情悦性,以调理气机,平衡脏腑功能。初期乳房硬结小如棋子,皮色不变,无红无热,应当使用消坚散结,化痰消肿,常用清肝解郁汤、神效瓜蒌散、青皮散、十六味流气饮等肝血亏虚,脾气虚弱,治宜疏肝解郁,健脾补血,使用逍遥散、柴胡疏肝散、香贝养荣汤等肿块久不作脓,或成脓不溃,宜温阳补血、托毒排脓,如阳和汤、千金内托散,不思饮食,或作呕吐,或食谷不化,宜补脾胃,如归脾丸、益气养荣汤等。此外,古人注意到乳岩的发生与冲任失调相关,余听鸿《乳岩类案绎注》曰:"冲脉任脉皆起于胞中。任脉循腹里,上关元,至胸中。冲脉挟脐上行,至胸中而散,冲任为气血之海,上行则为乳,下行则为经。"说明冲任二脉是乳汁与月水的联系纽带。宋代赵信救撰《圣济总录·卷二十·痈疽门·乳痈》中指出"妇人以冲任为本,若失于调理,冲任不和,或风邪所客,则气壅不散,结聚乳间,或硬或肿,疼痛有核"。说明了冲任不和是本病发生的病理基础之一。冲任二脉的充盛与否与脾肾先后天之本的状态有着密切联系,古人认为"病在冲任二脉,责之肝、脾、肾三经",多以疏肝解郁、健脾养血、补肾填精为法调和冲任。

二 中医临床治验

(一)疏肝理脾,调和冲任

乳腺癌的发病以肝脾两伤,冲任失调为本以气滞、痰凝、血瘀、邪毒为标,其中,肝郁脾虚和冲任失调是乳腺癌致病的两个重要因素。临床用药主张以疏肝理脾,调和冲任为法。

乳腺癌发病多"肝脾两伤,气郁凝结"。或因七情郁结,肝失调达,或情志不遂,阴血暗耗,皆可使肝气郁滞,横逆犯脾,木盛乘土,则脾失健运,清阳不升,浊阴不降,留于中焦,滞于膈间,生湿聚痰,结于乳络而变生乳岩。对此,古代论述颇多,宋代陈自明在《妇人良方大全》中认为其病机在于"肝脾郁怒,气血亏损"。元代朱丹溪《格致余论》指出"妇人忧怒抑郁,脾气消阻,肝气横逆"的病因病机。且就中医经络学说而言,乳房为足阳明胃经所司,乳头为厥阴肝经属,足见其发病与肝、胃两经密切相关。临床上,常用四逆散以疏肝理脾,透邪解郁。方中柴胡疏肝解郁,又透邪升阳,使肝气条达,郁热外达肝脏体阴而用阳,阳郁为热易伤阴,故以芍药敛阴泻热,补血养肝积实行气散结而畅脾滞甘草健脾和中,调和诸药。若肝郁气滞重者,加香附、郁金、白芍以疏肝解郁肝郁化火者,加丹皮、栀子以清热泻火肝血郁滞,乳房肿块者,加丹参、桃仁、鳖甲、牡蛎等以软坚散结,脾虚甚者,用四君子汤。

同时,冲任不和也是乳腺癌发病的病理基础之一,女子的生理特性在以冲任为本,冲为血海,任主胞胎,为阴脉之汇,下司月水而主胞胎,上散于胸中,主乳房之生长发育。《圣济总录》明确指出冲任不和可致乳岩"妇人以冲任为本,若失于将理,冲任不和……则气壅不散,结聚乳间,或硬或肿,疼痛有核"。冲任二脉与阳明胃经、厥阴肝经及肾脉密切相关,因冲任均受气于阳明,脾胃功能正常,气血生化有源足厥阴肝经与冲脉督脉交汇于颠颗,精血相通而胞脉系于肾,冲脉又与肾脉相并而行。且肾藏精,为先天之本,肝藏血,为女子之先天,故肾精亏损,亦可致肝血不足,导致冲任失调,百病丛集。故调和冲任,"责之肝脾肾三经",以补养肝肾,健脾养血为法,临床选用性温而质润之仙灵脾、肉苁蓉、龟板、鳖甲、鹿角胶、女贞子、枸杞子、覆盆子、菟丝子、桑寄生、桑椹等以补益肝肾精血;山药、莲子、茯苓、北芪等健脾胃运化;以四物汤、归脾汤等以补血养血。

(二)标本兼治,随证加减

"痰瘀毒结"是贯穿乳腺癌发生、发展和转移始终的病因和病理产物,故用药除疏肝理脾、调和冲任外,重视以祛瘀化痰,解毒散结为治标之法,标本兼治。常选用山慈菇、桃仁、土鳖、蒲公英、龙葵草、八月札、露蜂房、莪术、守宫等以祛瘀解毒散结。

临床常依据辨证分型论治，并对兼证进行用药加减。肝郁气滞，乳房作胀，胸胁胀痛者以四逆散或逍遥散化裁，主药为柴胡、白芍、枳壳、川芎、香附，酌加青皮、郁金、川楝子以理气止痛热毒内蕴。结肿破溃，或溃烂翻花者，以五味消毒饮加减，主药为金银花、蒲公英、野菊花、土茯苓、皂角刺、薏苡仁，酌加北芪、当归、生地黄、丹皮等益气托毒，养血合营；气血亏虚者常用香贝养荣汤进行化裁，主药为浙贝、香附、白术、党参、茯苓、陈皮、熟地黄、川芎、当归、白芍、桔梗，酌加薏苡仁、炒扁豆以健脾祛湿。

在上述辨证主方基础上，潮热盗汗者加地骨皮、龙骨、牡蛎、糯稻根等；自汗者加甘麦大枣汤；失眠多梦者以合欢皮、夜交藤、酸枣仁、远志、郁金等宁心安神；肝郁化热，烦躁易怒者，加丹皮、山栀子、蒲公英等清肝泻热；脾胃不和、心烦喜呕者加用法夏、黄芩、竹茹等和胃止呕；乳房胀痛严重，加川楝子、延胡索；胸胁满闷者，加枳壳、槟榔、木香等；肝肾不足者，腰膝酸软者，选用女贞子、旱莲草、桑寄生、桑椹、熟地黄、牛膝、山茱萸、杜仲等补肾强腰；肝肾阴虚火旺者，予知母、黄柏、熟地、丹皮、泽泻等；上肢水肿者，加用益母草、桑枝、猫爪草、红花、半枝莲、泽泻、路路通等活血通络，利水消肿；乳房肿块难消者，选用瓜蒌、昆布、牡蛎、三棱、莪术、夏枯草、浙贝等破血祛疲、软坚散结；月经不调者，加当归、益母草、菟丝子等补肾调经；脾胃虚弱，乏力纳差者，加党参、茯苓、山药、焦谷芽、焦山楂等健脾益气。

(三)重视情志调养

乳腺癌患者多有悲观、忧虑、郁闷、烦躁、紧张等情绪，会使康复过程延长甚至使病情恶化，中医历来强调情志对人体健康及康复的影响。不良情志可导致脏腑精气阴阳功能失常，气机运行失调。明朝《医学正传》说："七情通于五脏，故七情太过，则伤五脏，七情内伤则有所亏损，疗之不易，须识其何所伤，观其色，察其脉，验其形神，详具太过及不及，而后调济之。"这就是中医所谓的"七情致病"。采用语言疏导、心理暗示、解惑释疑等方法对患者情绪进行疏导，让患者树立起对疾病和生活的信心。如发现患者好的消息，比如肿瘤的组织学类型属预后效果较好，举荐治疗效果良好的患者进行抗癌心得交流等，使其树立起配合治疗的信心。与患者谈论他们高兴或感兴趣的话题，以喜胜忧，喜为心之志，喜则气和志达，营卫通利。鼓励患者积极参加适当的体育锻炼及社交活动，分散患者注意力，让患者感受到来自社会及家庭的关爱、产生归属感等。通过这些手段帮助患者消除顾虑，丢掉思想包袱，减轻其心理压力。如《素问·上古天真论篇》所言"恬淡虚无，真气从之，精神内守，病安从来"。如能使患者保持心态平和，必有助于身体康复。

第七章
▶ 鼻咽癌

原发于鼻咽腔顶部和侧壁的恶性肿瘤。在我国，尤其在广东省发病率较高，有"广东瘤"之称。本病的病因尚未全部揭示，但从流行病学研究所发现的情况，又提示鼻咽癌出现的明显地区性、人群易感性和家族聚集现象，都反映了遗传背景在鼻咽癌发病过程中起着十分重要的作用。同时 EB 病毒、环境、饮食等因素也有不能忽略的关系。临床常见症状是鼻塞、回缩性血涕、单侧性耳鸣、颈部淋巴结肿大、复视、头痛等，通过相关辅助检查如鼻咽镜检查、线检查、放射性核素骨显象诊断或检查、血清学诊断、病理学诊断等则可明确诊断。鼻咽癌的治疗包括放射治疗、外科手术治疗和化学药物治疗、免疫治疗等。放射治疗是鼻咽癌公认首选治疗方法，鼻咽癌绝大多数为低分化鳞癌，对放射治疗敏感性较高，早中期病例可采取根治性放疗，晚期病例适当配合姑息性放射治疗。化疗对鼻咽癌有一定的近期疗效，中晚期患者常常放化疗配合应用，如新辅助化疗，同时期放化疗、辅助化疗，晚期病例出现远处转移者以化疗为主。常用化疗方案有 PF、CF+5-FU+DDP，其他还有 PFB、PMB、PFA、CBF、CAB 等方案。手术治疗只适用于对放射治疗不敏感和放射治疗后残余或复发的病例。

一 中医论述

鼻咽癌属中医"真头痛""上石疽""失荣""鼻渊""控脑砂"等范畴。鼻咽癌的主要症状有涕血、鼻塞、耳鸣、头痛、颈部淋巴结肿大等，祖国医学认为，肺热痰火及肝胆热毒上扰为鼻咽癌发病的主要原因。上焦积热，肺气失宣，热甚迫血离经出现鼻衄，继而气血凝滞，津聚为痰，痰热蕴结而成肿块肝失疏泄，气郁气滞，不能运化水湿，积聚为痰，痰浊凝集而成肿核、肿块肝气郁滞，郁久化火，灼液为痰，痰火上扰清阳则烦躁易怒、耳鸣、耳聋、头痛、视物模糊，颈部出现痰核、瘰疬。明代陈实功《外科正宗》说："失荣者，……其患多生肩之已上，初起微肿，皮色不变，日久渐大，坚硬如石，推之不动，半载一年，方生阴痛，气血渐衰，形容瘦削，破烂紫斑，渗流血水，或肿泛如莲，秽气熏蒸，昼夜不歇，平生疙瘩，愈久愈大，越溃越坚，犯此俱为不治。"这些描述与鼻咽癌颈淋巴结转移极其相似。

本病初起多由外感六淫、肺失宣肃，或情志不遂、忧郁气结所致，证以邪实为主。气郁化火，肝胆火毒上逆，致肝郁火盛；肝郁气滞，损伤脾胃，或素体脾胃虚弱，或化放疗期间，胃失和降，脾失运化，而致痰湿凝滞，此时证大多属本虚标实，虚实夹杂。晚期以正虚为主，尤其放疗后大多表现为阴津亏损，证见气阴两虚，或肝肾不足。

历代医家对治疗上石疽、失荣等病症积累了丰富的经验，常用方剂有小金丹、和荣散坚丸、香贝养荣汤、六神丸、阳和汤、清肺饮、海藻玉壶汤、消瘰丸等，组方多以清热消肿、化痰软坚、理气散结、和营通络等为法，并创立了飞龙阿魏化坚膏、阳和解凝膏等膏剂外用以行软坚散结，化痰消肿之功。

二 中医临床治验

（一）清热生津，从肺肾论治

鼻咽癌发病的主要病机特点在于阴津亏损，瘀血阻络。其发病多与肺肾二脏功能失调相关。因肺开窍于鼻，或木火刑金，灼津为痰，痰瘀阻肺或因肺虚外感，外毒犯肺，肺失宣降，痰疲毒邪入损肺络，结滞鼻窍，遂成此病。热邪内蕴于肺则致上焦肺气不宣，故见鼻塞、咳嗽火热上蒸，灼液成痰，痰浊外泄则见鼻涕腥臭热伤脉络，迫血离经则出现涕血或鼻衄。明代张三锡《医学准神六要》中明确指出："至如酒客膏粱，辛热炙膊太过，火邪炎上，孔窍奎塞，则为鼻渊。鼻中浊涕如涌泉，渐变鼻蔑、衄血，必由上焦积热郁塞日久而生。"加之就诊患者多已经过放射治疗，放疗属热郁化火，灼津耗液，肺为娇脏，寒热皆所不宜，热毒灼烁，则肺阴亏耗。而肺属金，肾属水，金水相生。若肺阴亏耗，不能输布津液下达于肾，则肾水之上源竭；肾水既亏，水不制火，则虚火上炎而烁肺金，形成肺肾两亏，母子俱损的病变。辨证常以肺肾阴虚为本，热毒痰瘀为标，临证时须抓住其主要病机，在灵活运用清热解毒、除痰散结、通络祛瘀、益气养阴等治法的同时，始终注意顾护阴液、扶正生津的治疗原则。而临床选药以滋养肺肾之品，有金水相生之妙，治肺为主，佐以治肾。

清热生津临床常选用蒲公英、夏枯草、银花、连翘、野菊花、石上柏、鱼腥草、黄芩等清热解毒药物；并选用桔梗、北杏仁、苍耳子、辛夷花、木通等宣降肺气，辛通鼻窍。滋阴生津常以增液汤、生脉散加减，从麦冬、天冬、沙参、玄参、白茅根、天花粉等药物中遴选一二来滋养肺阴；如果只是鼻咽诸窍干燥无津，则用沙参、玄参；若有胃脘灼热津伤，口干饮水不能缓解等胃阴亏耗征象，则用石斛、葛根等滋补胃阴；至肿瘤晚期，脏腑羸弱，肾阴不足，则选用生地黄、女贞子、旱莲草、桑椹等滋补肾阴。

(二)痰瘀凝滞、软坚散结

失荣之病,痰浊常与瘀毒相兼致病。明代陈实功谓"失荣者……或因六欲不遂,损伤中气,郁火所凝,隧痰失道停结而成"。《医宗金鉴》曰"石疽生于颈项旁,坚硬如石色照常,肝郁凝结于经络,溃后法依瘰疬疮……由肝经郁结,以致气血凝滞经络而成"。故遵从《内经》中"坚者削之""结者散之"的治疗原则,临证中常化痰祛瘀药与软坚散结药并用,参照《医学衷中参西录》消瘰丸及《外科正宗》海藻玉壶汤加减处方,常以猫爪草、夏枯草、生牡蛎、浙贝母、海藻、山慈菇为基本方进行加减,兼顾理气化痰与解毒散结。方中以猫爪草、夏枯草、浙贝母除痰散结,以山慈菇、牡蛎、海藻解毒软坚。

辨证加减:寒痰凝滞者用桂枝、菟丝子、威灵仙等温阳散结;痰湿蕴结者加用法夏、白术、薏苡仁、陈皮等化痰祛湿;火毒郁肺者用蒲公英、连翘、野菊花、鱼腥草、石上柏、土茯苓等泻火解毒;阴津亏耗者选用麦冬、沙参、玄参、天花粉、石斛、生地黄等滋阴生津;气郁痞满者加柴胡、芍药、枳壳、八月札、北杏仁、桔梗等理气通络;脾气虚弱者以黄芪、党参、白术、薏苡仁、云苓补气健脾;肝肾阴虚者加丹皮、女贞子、桑椹、桑寄生等滋补肝肾;瘤积肿块者加用皂角刺、昆布、丹参、莪术、红花等软坚散结、活血化瘀,并常以僵蚕、守宫、地龙、露蜂房等虫类药物以搜痰剔络、攻坚破击。

第八章

▶肝 癌

现代医学将肝癌按细胞分型分为肝细胞型、胆管细胞型和混合细胞型，按大体形态分型分为巨块形、结节型、弥漫型和小癌型，其病因迄今尚未完全明了，但被认为与乙型和丙型肝炎、肝硬化、中华分枝睾吸虫、遗传因素、某些微量元素缺乏、摄入黄曲霉素、亚硝胺类等化学物质有较为密切的联系。本病恶性程度较高，早期无特异性临床症状，晚期可严重威胁患者的生命。肝癌的诊断可以根据病史、临床症状和体征、实验室检查、影像学检查，以及肝穿刺活检等。常见的诊断依据有：乙型肝炎病史，肝区疼痛，消瘦，乏力，腹胀，发热，肝、脾大，上腹部肿块，黄疸，腹水，AFP 阳性等。异常凝血酶原（DCP）、岩藻糖苷酶（AFU）、γ-谷氨酸转肽酶同工酶 II（GGT-II）、M_2 型丙酮酸激酶同工酶（M_2-PyK）和胎盘型谷胱苷肽 S-转移酶（GST）等肿瘤标志物具有一定的参考价值。病理证实可通过肝穿刺找肝癌细胞等手段。对于治疗，现代医学在主张根据肿瘤大小、部位、门静脉有无癌栓、肝功能代偿等情况，分别按照下列目标治疗，一为根治，二为延长生存期，三为减轻痛苦。故对早期 <5 cm 的小肝癌力争根治性切除。此外还有肝叶、肝段等局部切除等手术。术中肝动脉结扎。对大量病程较晚，伴有肝硬化等而无手术指征的患者，则首选介入放射学的方法，即肝动脉化疗灌注和栓塞（TAI+TAE）等保守治疗。并在各种治疗措施取得一定疗效的基础上争取二期手术切除。随着新理论、新技术的进步，各种治疗方法层出不穷，如肝移植、移动条野放疗、氩氦刀、液氮冷冻、射频、无水乙醇瘤内注射、生物反应修饰剂、基因治疗、微波治疗、导向治疗等。由于原发性肝癌具有隐匿性发病，病程短，恶性程度高，常伴有肝硬化，晚期患者常呈全身衰竭，伴有黄疸、大量腹水、门静脉癌栓等，目前尚无有效的治疗措施，故预后较差。

一 中医论述

在中医学文献中，虽然没有原发性肝癌这一病名，但类似的症状和体征的记载十分丰富。肝癌属祖国医学的"积聚""癥瘕""臌胀""黄疸""胁痛"等疾病范畴，《素问·腹中论》谓"有病心腹满，旦食不能暮食，此为何病？对曰:名臌胀。"《素问·脏气法时论》则曰:"肝病者,两胁下痛引少腹,令人善怒。"《灵枢·五邪》曰:"邪在肝,则两胁中痛,寒中,恶血在内,行善掣节,时脚肿。"《难经》亦云:"肝之积,名曰肥气,在左胁下,如覆状,有头足,久不愈。"《难经·五十六难》指出了肝癌发生的部位、症状及病变转归。《诸病源候论》云:"肝积,脉弦而细,两胁下痛……胁痛引小腹……身无膏泽,喜转筋,爪甲枯黑,春瘦秋剧,色青也。"

古代医家认为肝癌多由于正气亏虚,感受外邪、饮食不节、情志失调而致肝脾受损,气机阻滞,肝郁化火,瘀血内停,湿热毒蕴,日久渐积而成。《诸病源候论·癥候》记载:"癥瘕者,皆由寒温不调,饮食不化,与脏器相搏结所生也"。"寒温失节,脏腑之气虚弱,而饮食之气不消,聚结在内,染渐生一长块段,盘牢不移动者为癥瘕。"张景岳在《景岳全书·积聚》有云"积聚之病,凡饮食、血气、风寒之属皆能致之"、"凡脾胃不足及虚弱失调之病,多有积聚之病"。《黄病诸候》曰:"气饮停滞,积结成疲,因热气相搏,则郁蒸不散,故胁下满痛,而身发黄,名为癖黄"。《医门法律·胀病论》有云"胀病亦不外水裹、气结、血瘀","凡有瘤痛、积块、痞块,即是胀病之根……腹大如箕,腹大如瓮,是名单腹胀"。

祖国医学对肝癌预后的认识,宋代《圣济总录》云:"积气在腹中,久不差,牢固推之不可移者,按之其状如杯盘牢结,久不已,令人身瘦而腹大,至死不消。"

二 中医临床治验

(一)病机

原发性肝癌的病因有内、外两方面,内因重视七情所伤,肝郁化火,横逆犯脾;外因为六淫之邪,以湿热郁蒸与肝癌关系最为密切。根据肝脏生理特性,肝藏血,主疏泄,喜条达而恶抑郁。《血证论》中有云:"肝属木,木气冲和条达,不致遏郁,则血脉得畅。"若情志郁怒,肝郁不舒,疏泄无权,气机郁滞,郁久化热,加之湿热邪毒,最易肝热化火,肝火播灼,劫血烁阴,肝肾精血同源,肝阴亏耗则连及肾水匮乏;疾病发展,肝失疏泄,木盛乘土,肝气横逆犯脾,致脾气亏虚。外因责之湿热郁蒸,气候炎热,多雨多湿,湿热交蒸,内蕴中焦,伏于营血,易生癌毒,湿毒蕴结日久,渐成癌瘤。肝癌致病,多从火化,最易传脾,久病累及肝肾之阴。

(二)治疗重视疏肝健脾

肝之为病,多因肝郁不疏,气机不畅所致,每易侮脾犯胃,故肝癌的治疗上以疏肝健脾为主。因肝为刚脏,体阴而用阳,以血为体,以气为用,主升、主动、主散。脾气的升降依赖肝气的疏泄正常,肝气不舒,则脾失健运,清阳不升,浊阴不降;若肝气疏泄太过则横逆犯脾。脾胃为后天之本,治肝求效,当先实脾,正如《金匮要略》所云:"见肝之病,知肝传脾,当先实脾。"脾胃健旺,则肝癌癌毒虽剧却多易除,追脾胃衰败,正气匮乏,则黄疸、腹水等变证丛生。临床常见肝积患者出现纳呆嗳气、精神疲倦、形体消瘦、腹胀腹泻,舌淡胖、苔薄腻,脉弦或濡等脾虚症状,因而治疗上应时时注意疏肝气而益脾气。临床中多以四逆散合健脾益气之品加减治疗。

四逆散出自《伤寒论》,为少阳病和解剂,其主要功效为行气解郁、调和肝脾。方中柴胡入肝胆经,既能疏肝解郁,又透邪升阳,使肝气条达,郁热外达,为君药肝体阴而用阳,阳郁为热易伤阴,故以白芍敛阴泻热,补血养肝,为臣药。枳实行气散结而畅脾滞,合柴胡肝脾并调,升降互用,以增舒畅气机之力,为佐药甘草健脾和中,合白芍则缓急止痛。全方配伍精妙,散收互用,升降并施,以达肝脾同治,气血并调之效。肝癌患者多肝郁不疏,郁久化热,克脾伤阴,本方切中肝癌的病机。健脾益气多选用黄芪、党参、白术、云苓、薏苡仁等药味甘平之品以益气健脾,若脾胃久虚,酿生湿浊,患者出现恶食、腹胀、大便黏腻不爽等,此时不宜妄用温补滋腻法,宜选用芳香醒脾之砂仁、木香、陈皮等,使补而不滞。

(三)辨证施治,随证加减

根据肝癌发病之湿毒、血瘀、气滞、阴虚的病理特点,将肝癌分为肝胆湿热、肝热血瘀、肝盛脾虚、肝肾阴虚4型。①肝胆湿热型,常因三焦不利,水湿内停,郁而化热而成,症见痛势较剧,发热出汗,心烦易怒,咽干口苦,身黄目黄,胁肋刺痛,腹胀痞满,恶心纳少,尿赤,舌红或暗红,舌苔黄腻,脉弦滑或滑数,予四逆散加茵陈、虎杖、山栀子、半枝莲、白花蛇舌草、蒲公英等以加强清热利湿之功。②肝热血瘀型,症见上腹肿块石硬,顶胀疼痛拒按,或胸胁掣痛不适,烦热口干,大便干结,尿黄短赤,舌红或暗红,脉弦数。偏于血瘀者,常见面色晦暗、胁下刺痛,予四逆散加桃仁、莪术、红花、田七以活血通络,祛瘀止痛;偏于血热者,予四逆散加茜根、丹参、赤芍等以凉血止血。③肝盛脾虚型,常因肝郁乘脾,或肝气疏泄太过,横逆犯脾所致,常见呕恶、纳呆、疲倦等中焦不和之证,予四逆散加党参、白术、云苓、薏苡仁、八月札等药以疏肝健脾益气,以半枝莲、守宫、蜈蚣等清热解毒。④肝肾阴虚型,多见于疾病末期,症见膨胀肢肿,蛙腹青筋,四肢柴瘦,唇红口干,烦躁不眠,舌光无苔,舌质红绛,脉细数无力者,予四逆散合知母、黄柏、丹皮、生地黄、女贞子、山萸肉等,或以知柏地黄丸治疗以滋水涵木,养阴清热。加减化裁,皆以病机为据,临床应用有良好的效果。

随证加减:肝区疼痛甚者,加金铃子散、白芍、莪术、徐长卿等加强活血祛瘀止痛;肝大者,加桃仁、土鳖、鳖甲、红花、丹皮以祛瘀消肿;腹胀甚者,加用厚朴、木香、桔梗、八月札等以行气消胀。

　　黄疸属阳黄者,方用茵陈蒿汤合甘露消毒丹加减,选用茵陈蒿、车前草等药物属阴黄者,方用茵陈五苓散合下瘀血方加减癌性腹水,选用附子理中汤、五苓散、猪苓汤等方剂,并予泽泻、虎杖、大腹皮、车前草、半枝莲、龙葵草等药物,肝性脑病神昏者以安宫牛黄丸鼻饲,选用僵蚕、蜈蚣、地龙、石菖蒲等活血祛瘀、醒脑开窍;上下血溢者加旱莲草、仙鹤草、白及、茜草、侧柏叶等;辨病用药则常用具有抗癌解毒作用的半枝莲、山慈菇、守宫、地龙、土鳖、冬蛇舌草等。

第九章

▶食管癌

　　食管癌系指由食管鳞状上皮或腺上皮的异常增生所形成的恶性病变，是人类常见的恶性肿瘤之一，分为原发性食管癌和继发性食管癌两大类。全世界每年约30万人死于食管癌。我国是食管癌的高发地区，每年因食管癌死亡者约15万人，占全部恶性肿瘤死亡近1/4。食管癌的发病率有明显的地区差异，我国的食管癌高发区有华北太行山高发区，陕、豫、鄂秦岭高发区，苏北高发区，死亡率男性高于女性。早期症状以咽下梗噎感最多见，可自行消失和复发，不影响进食，常在患者情绪波动时发生，故易被误认为功能性症状。胸骨后和剑突下疼痛较多见。咽下食物时有胸骨后或剑突下痛，其性质可呈烧灼样、针刺样或牵拉样，以咽下粗糙、灼热或有刺激性食物为著。初时呈间歇性，当癌肿侵及附近组织或有穿透时，就可有剧烈而持续的疼痛。疼痛部位常不完全与食管内病变部位一致。疼痛多可被解痉剂暂时缓解。食物滞留感染和异物感咽下，咽喉部干燥和紧缩感，咽下干燥粗糙食物尤为明显，此症状的发生也常与患者的情绪波动有关。晚期症状以咽下困难为常见，进行性咽下困难是绝大多数患者就诊时的主要症状，食物反流常在咽下困难加重时出现，内含食物与黏液，反流量不大，也可含血液与脓液。食管癌早期的治疗应该是应该采用手术、放化疗、中医药治疗相结合的综合治疗方式。外科手术是治疗早期食管癌的首选方法。食管癌患者一经确诊，身体条件允许即应采取手术治疗。根据病情可分姑息手术和根治手术两种。食管癌放射治疗的适应证较宽，除了食管穿孔形成食管瘘，远处转移，明显恶病质，严重的心、肺、肝等疾病外，均可行放射治疗，包括根治性放疗和姑息放疗。

一 中医论述

　　食管癌在中医文献中，多属"噎膈"范畴，又称本病为"噎膈""噎塞"等，早在2 000年前就有噎膈的描述，内经有："三阳结谓之膈"、"饮食不下，膈咽不通，食则吐"的记载。后对本病认识又有不断发展，如《医贯》说"噎膈者，饥欲得食，但噎塞迎逆于咽喉胸膈之间，在胃口之上，未曾入胃既带痰涎而出"，具体阐明了本病的发病部位及典型临床表现。

饮食不节与本病发生有密切关系，长期大量饮酒，喜欢热食，嗜食辛酸燥热之品，燥伤津液，咽管干涩，瘀热停留，内阻于食道而成噎膈之症。正如《医碥》中说："酒家多噎膈，饮热酒者尤多，以热伤津，咽管干涩，食不得入也。"除此，食物过于干粗，进食速度太快或口腔卫生不良，造成食管长期慢性机械性刺激和遭毒邪感染，与本病有一定关系。精神因素是本病发生的重要因素，张景岳认为："膈噎一证，必以忧愁、思虑、积郁而成。"因忧思可伤脾，脾伤则气结，气结则津液不得输流便聚而成痰。肝郁气机失于宣畅，致血行也不畅流，渐瘀为"死血"。痰瘀互结为有形之块阻于食管，妨于饮食下咽而发为本病。膈噎日久，耗气伤阴，精血被夺，形体消瘦，大便不适，已属病之晚期。

食管癌的发病与亚硝胺、霉菌、遗传因素、吸烟饮酒等因素有关。其临床表现有以下几种。①早期症状：吞咽食物梗噎感，一般能进普食，咽下食物时胸骨后有轻微疼痛或闷胀不适，患者感觉食管内有类似米粒或蔬菜片贴附于食壁，咽不下又吐不出来；②中、晚期症状：进行性吞咽困难是中、晚期食管癌最典型的症状，胸痛或背部疼痛，呕吐黏液为透明状带有泡沫，黏稠者可连绵不断，呕吐量随梗阻程度不等；声音嘶哑、癌组织坏死、溃破或侵及大血管引起呕血或黑便。③终末期症状：全身广泛转移出现相应症状及体征，出现黄疸、腹水、肝功能异常、呼吸困难、咳嗽、头痛、昏迷等，肿瘤侵及食管外膜引起食管穿孔，出现纵隔炎、肺炎、肺脓肿等。

手术治疗是食管癌的主要手段，早期食管癌使用手术，有相当部分患者可达治愈。食管瘤手术治疗平均 5 年生存率为 25% 左右。但由于目前食管癌就诊者绝大部分是晚期病例，多数患者已失去手术治疗的机会。放射治疗同样是食管癌重要治疗手段，颈段及上胸段食管癌应以放射治疗为首选，根据北京、上海的报道，国内食管癌放射治疗 5 年生存率为 16% ~ 19%，中、晚期食管癌放射治疗的 5 年生存率为 10% 左右。化学治疗适应于中、晚期食管癌不能手术或放射治疗的病例；手术后、放射治疗后复发的病例。晚期食管癌化疗后 1 年生存率为 23%。

二 临床治验

中医辨证多从痰瘀论治，辨证分型有以下几点。①痰气交阻：以开郁降气，化痰消痞为法，方用旋覆代赭汤合半夏厚朴汤加减；②血瘀痰滞：以活血化瘀，化痰消癥为法，方用下瘀血方合千金苇茎汤加减；③阴虚内热：以养阴生津，解毒抗癌为法，处方百合地黄汤合沙参麦冬汤加减；④气血亏虚：治以益气养血,薯蓣丸加减。临床用薏苡附子败酱散加味治疗食管癌属溃疡型,吴茱萸汤合苓桂术甘汤加味治疗食管癌属中阳不足、痰饮内停型都取得了良好的效果。

第十章

▶胃 癌

胃癌是起源于胃黏膜上皮的恶性肿瘤,在我国各种恶性肿瘤中发病率居首位,胃癌发病有明显的地域性差别,在我国的西北与东部沿海地区胃癌发病率比南方地区明显为高。好发年龄在50岁以上,男女发病率之比为2：1。由于饮食结构的改变、工作压力增大以及幽门螺杆菌的感染等原因,使得胃癌呈现年轻化倾向。

胃癌可发生于胃的任何部位,其中半数以上发生于胃窦部,胃大弯、胃小弯及前后壁均可受累。现代医学将胃癌分为早期胃癌和进展期胃癌,其诊断可以依据临床症状和体征,实验室检查、影像学诊断及胃镜检查病理、脱落细胞检测等。常见症状为：有中、上腹不适或隐痛,剑突下有压痛或有可疑之块状物,原因不明的纳呆、腹胀、消瘦、呕血、黑便,原有胃病史,近期加重者。大便隐血持续阳性,GI检查可有胃之局部充盈缺损或胃壁僵硬貌,黏膜中断,局部有梗阻象,胃镜下组织呈灰白色,局部表面有出血点、溃疡面污秽或巨大溃疡有环堤状,病理证实为癌细胞或脱落细胞学检查证实之。

胃癌的治疗可有外科治疗、化疗、放疗、热疗及免疫治疗等。外科治疗是目前能达到治愈目的的主要治疗方法。一旦胃癌诊断确立,应尽早争取外科根治手术。对于无法实施根治术的患者,可给予姑息性治疗。胃癌的化疗有效率较低,只能作为辅助疗法,临床主要应用的方案为FAM方案30%、FP方案38%、FAP方案37%、FAB方案44%、FAMe方案25%、EAP方案48%、ECF方案61%等。

一 中医论述

胃癌是常见的恶性肿瘤之一,属于中医学"反胃""翻胃""胃脘痛""噎隔""伏梁"等病范畴。在中医学文献中,虽然没有胃癌这一病名,但类似的症状、体征和病因的记载十分丰富,《灵枢·四时气篇》曰："饮食不下,隔塞不通,邪在胃脘。"《素问·腹中论》谓："病有少腹盛,上下左右皆有根……病名曰伏梁。"张仲景《金匮要略》曰："朝食暮吐,暮食朝吐,宿谷不化,名曰反胃。"清代叶桂《临证指南医案》："食不良久复出,或隔宿吐出者,名曰反胃。"

对其病因病机,古人多从正气虚弱,脾胃失调,气机郁滞而论。元代朱震亨《丹溪心法》:"翻胃,大约有四血虚,气虚,有热,有痰。"清代李中梓《医宗必读》曰:"反胃噎隔,总是血液衰耗,胃脘干稿……大抵气血亏损,复因悲思忧患,则脾胃受伤,血液渐耗,郁气生痰,痰则塞而不通,气则上而不下,妨碍道路,饮食难进,噎塞所由成也。脾胃虚伤,运化失职,不能熟腐五谷,变化精微,朝食暮吐,暮食朝吐,食难入胃,复反而出,反胃之所由成也。"

古人治疗胃癌,多提倡温补化痰,行气消积,少用祛瘀解毒。明代张介宾《景岳全书》:"治反胃之法,当辨其新久及所致之因,……虚在上焦,……若寒痰胜者,宜小半夏汤之类主之。虚在中焦,……宜五君子煎,理中汤,温胃饮,圣术汤之类主之。虚在下焦,……宜六味回阳饮,或人参附子理阴煎,或右归饮之类主之……""反胃初起,而气体强壮者,乃可先从清理,如二陈汤、橘皮半夏汤之类,皆可清痰顺气;平胃散、不换金正气散、五苓散之类,皆可去湿去滞;半夏干姜散、仲景吴茱萸汤、橘皮汤之类皆可去寒。然此唯真有邪滞,乃可用之,若病稍久而胃气涉虚者,则非所宜。"所创立的方剂,如理中汤、小半夏汤、温胃饮、半夏泻心汤、平胃散、丁香透膈散等,在临床上常有使用。

二　中医临床治验

(一)内虚为本,扶助胃气

胃癌的发病多先有脾胃虚伤,气血亏损,在此基础上又因情志失调,饮食失节,而致痰气瘀热博结,津枯血稿,发为本病。临床治疗强调扶助胃气,如《医宗必读·肾为先天本脾为后天本论》所言:"有胃气则生,无胃气则死。"《素问·五藏别论》曰:"胃者,水谷之海,六腑之大源也。"胃气虚弱则五脏六腑得不到水谷精微滋养,五脏六腑之气也随之不足反之,胃气旺,则正气足。而金代李东垣曰:"胃气一虚无所禀受,则四脏经络皆病,况脾全借胃土平和,则有所受而生荣,周身四脏皆旺,十二神守职,皮毛固密,……外邪不能侮也。"并提出"内伤脾胃,百病由生"的"内伤学说",强调"人以胃气为本",精辟地阐明了胃气在人体生命活动中的重要作用。胃癌患者或因饮食失节,脾胃受伤或肿瘤对胃的直接侵犯或因胃癌手术的影响,化疗药物的毒副作用等,临床中多有脾胃虚损之表现,常见如神疲乏力,胃纳减少,恶心欲呕,四肢乏力、形体消瘦等。所以,治疗胃癌强调扶正宜先扶助胃气,攻邪需顾护胃气。

临床上,脾胃虚弱者可分为脾胃气虚,脾胃虚寒及脾胃阴虚3种症候,依据不同的临床特点而施以不同的补益之法。脾胃气虚者,常用四君子汤健脾益气;脾胃虚寒者以理中汤为主方,并喜用高良姜温胃散寒;胃阴不足者,则选用太子参、沙参、麦冬、石斛等益气养阴之品。

(二)理气疏肝,通降为用

胃癌患者的临床表现有3个特点升降失常、虚实夹杂、易傍他脏。气机失调是诱发胃癌的一个重要因素,脾与胃互为表里,同居中焦,为气机升降之枢纽,脾主升,胃主降,只有脾升胃降协调,饮食的消化过程才能正常。《素问·六微旨大论》云:"非出入则无以生长壮老已非升降则无以生长化收藏。是以升降出入,无器不有。"故治疗胃癌,必先调理气机。在具体治疗上,重视疏肝以和胃,因肝与胃为相克相乘之脏腑,胃的和降功能,有赖肝之疏泄,肝气不疏则土壅木郁,肝木克土。叶天士言"肝为起病之源,胃为传病之所,因此,若要治胃,必先调肝,即所谓"治肝可以安胃""土得木而达"。

除重视疏肝行气外,胃癌理气当以"通降"为法。而盖胃为太仓,主受纳水谷和传化糟粕,胃为六腑之一,以通为用,以降为顺。只有胃气和降,才能腑气通畅,胃能受纳,气血才有生化之源糟粕始能下行,邪毒才能随糟粕而清除有道。临床上胃癌患者多有嗳气、呃逆、恶心、呕吐、胃院胸胁胀闷等脾胃气滞症状,临床用药,遇两胁胀闷,肝气不舒者喜用四逆散以疏肝理气,并酌情选用佛手、八月札、合欢皮、郁金等性平和缓之品嗳气不舒者,配木香、枳壳以宽中下气;食后胀甚或胀由食滞者,配莱菔子、焦山楂;胸膈痞满者,选用桔梗、瓜蒌皮;胀甚不解者,配厚朴、槟榔;胀由痰阻者,配法半夏、陈皮。因理气药多耗气、散气,临证多以健脾益气药物与理气药物配合使用以调和之。

(三)易傍他脏,脾肾并重

在五脏之中,脾胃居于中焦,为各脏腑气机转运之枢纽,脾胃为病,易傍及他脏,尤易影响肝、肾二脏功能。如《素问·刺禁论》云"肝生于左,肺藏于右,心布于表,肾治于里,脾为之使,胃为之市","中者,四运之轴,而阴阳之机也"。说明脾胃气机升降正常,则心肺之阳降,肝肾之阴升。脾胃衰败,则四脏亦衰,百病由生。胃癌患者,至疾病进展,往往脾虚及肾,脾肾两虚。因肾为先天之本,全身阴阳之根,脾为后天之本,气血生化之源,"脾非先天之气不能化,肾非后天之气不能生",二者相互滋生以维持人体的生命活动。故在临床治疗中注重脾肾并重,具体用药除重视顾护胃气,健脾益气外,常从桑寄生、桑椹、泽泻、怀牛膝、何首乌、菟丝子、熟地黄中选用一两味兼以补肝肾。

(四)化痰祛瘀,解毒抗癌

胃癌实际上也是中医病症"积聚"之一,多在脾胃虚弱的基础上痰气交阻、瘀血热毒搏结而发为本病，为本虚标实之证，故在顾护胃气，理气和胃的同时，将化痰祛瘀，解毒抗癌作为胃癌的一个重要法则。痰、瘀、毒均宜去不宜留，正如《儒门事亲》所言"邪去而元气自复"。临床辨病与辨证相结合，辨病用药常从山慈菇、半枝莲、肿节风、白英草、冬凌草、守宫、露蜂房等药物中选取两三味以抗癌解毒消肿，并随证加减。胸膈满闷，痰湿结聚者选用法夏、陈皮，胆南星、薏苡仁、石菖蒲等；肝胃不和者，加白芍、柴胡、枳壳、八月札；胃热炽盛，口干口苦者加蒲公英、栀子、蛇舌草、黄芩；嗳腐吞酸者加黄连、吴茱萸、槟榔；胃脘刺痛、气滞血瘀者，选用桃仁、赤芍、土鳖、五灵脂、莪术、延胡索等；食滞不化者，加神曲、山楂、炒麦芽；胃痛甚者加三七粉冲服；胃热伤阴者，加麦冬、石斛、天花粉；脾胃虚寒，泛吐清水者，加高良姜、白蔻仁；胃脘隐痛，喜温喜按，大便溏薄属脾肾阳虚者，附子理中丸加减，酌情选用肉桂、干姜、菟丝子、枸杞子、仙灵脾；气血双亏者，以黄芪建中汤加减，重用黄芪，并选用当归、山萸肉、熟地黄。

第十一章

▶ 胰腺癌

胰腺癌的病因至今尚未完全清楚。大多数胰腺癌发生在 65 岁以后,吸烟是唯一已知的致病危险因素,可以增加胰腺癌发病机会的 2~3 倍。胰腺癌的发病还与高胆固醇、高脂肪饮食以及接触环境中某些化学致癌物如亚硝酸胺类有关。另据报道,在糖尿病患者中胰腺癌的发病率比普通人高 1 倍。

胰腺癌绝大部分是胰腺导管腺癌,占 80% 以上,其他类型的有腺泡细胞癌、腺鳞癌、黏液囊腺癌、多形性癌等等,但均较少见。

胰腺癌的临床症状主要取决于癌肿的生长部位,周围器官是否受累及有无并发症出现等。胰腺癌浸润或压迫胆总管时常较早出现黄疸,易被发现。而胰体、尾部癌早期几乎无明显症状,通常胰腺癌患者有食欲缺乏、恶心呕吐、腹泻或便秘。大多数患者有体重减轻,有上腹痛或腰背痛者占 2/3。但此时病期已晚,大约 10% 的患者在病程中有发热出现,部分中晚期患者还可出现血栓性静脉炎、症状性糖尿病及精神症状。体征上可出现明显消瘦,部分患者有皮肤及巩膜黄疸,约 50% 的患者有肝大。胆囊肿大见于部分已出现黄疸的病例。

在检查上 B 超为首选检查项目,CT 的诊断阳性率高,近来较提倡在 B 超或 CT 引导下行经皮细针穿刺活检或经内镜逆行性胰胆管逆性造影(ERCP)对胰腺癌的诊断效果较好。实验室检查上消化道癌相关抗原(CA19-9)被认为是诊断胰腺癌的肿瘤标记物。其敏感性为 81%,特异性为 91%~95%。但主要见于癌肿已转移或不可切除的患者,在早期或局灶性胰腺癌中仅 3% 为阳性。

早期胰腺癌应争取作根治术,对无法作根治性切除者应酌情行姑息手术,分流胆汁或解除肠道梗阻。胰腺癌对放射治疗及化学治疗均不敏感,故无显著治疗价值。

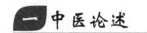

一 中医论述

胰腺癌属于祖国医学的"癥积""积聚""黄疸"以及"肝积肥气""脾积痞

气"等证范畴。《难经》说："气之所积名曰积……积者阴气也，其始发有常处，其病不离其部，上下有所终始，左右有所穷处。"《诸病源候论》说："癥者由寒温失节，致脏腑之气虚弱。而食饮不消，聚结在内，染渐生长块段，盘老不移动者是癥也。若积引岁月，人皆柴瘦，腹转大，逐致死。"《难经》又说："肝之积，名曰肥气，在左胁下如覆杯，有头足"，"脾之积，名曰痞气，在胃脘复大如盘，久不愈，令人四肢不收，发黄疸"。这些论述与胰腺癌表现的腹痛、黄疸、上腹部肿块、腹水、消瘦及恶病质相似，并指出其难治性和预后极差。邪重正虚，克伐过胜，正不抗邪为胰腺癌的发病重要因素。

二　中医临床治验

　　根据胰腺癌的临床症候表现，将其辨证分型大致可分为：湿热毒盛型、气滞血瘀型、湿浊阻遏型及气血亏损型。

　　湿热毒盛者，发热烦渴，上腹胀满，胁下刺痛，深压可扪及肿块，黄疸色深，甚则呈暗绿色，皮肤瘙痒，恶心呕吐，大便秘结，或呈白色，小便短赤，舌苔黄腻而干，脉弦数，黄连解毒汤、龙胆泻肝汤加减。气滞血瘀者，脘腹痛累及腰背部，疼痛可为持续性疼痛，或为阵发性剧痛，夜间尤甚，恶心呕吐、纳食呆钝，触及腹部肿块或胁下肿块，面色黧黑、羸瘦乏力，舌苔厚腻，舌质紫暗，边有瘀斑、脉细涩或弦数，膈下逐瘀汤加减。湿浊阻遏者，神疲乏力，胸腔痞闷，头重身困，恶心欲呕，纳呆，腹部隐痛，身目俱黄，面色晦暗，口干不欲饮，大便溏薄，舌质淡，苔白腻，脉沉细或沉迟，茵陈五苓散加减。气血亏损者，腹胀隐痛，扪及包块，纳差，倦怠乏力，全身消瘦，面色萎黄，舌质淡，或有瘀点，瘀斑，苔薄白，脉沉细，十全大补汤加减。

第十二章

▶ 肠 癌

　　肠癌是常见的恶性肿瘤,包括结肠癌和直肠癌。发病率从高到低依次为直肠、乙状结肠、盲肠、升结肠、降结肠及横结肠,近年有向近端(右半结肠)发展的趋势。发病年龄趋老年化,男女之比为 1.65∶1。现代医学认为肠癌的发病在不同地区、不同环境条件下具有一定程度的差异。其病因与高脂低渣饮食习惯、肠道慢性炎症、肠道腺瘤、家族性腺瘤息肉病、部分化学致癌物有关。其临床表现在早期可无任何表现,逐渐可出现排便习惯改变,进一步发展可出现脓血便、便血,腹部出现包块,乃至出现肠梗阻。细胞病理学诊断是肠癌诊断的重要依据,其主要组织学分型有腺癌、黏液腺癌、未分化癌等。

　　目前西医治疗肠癌的主要手段有手术、化疗。外科治疗是目前能达到治愈目的的主要治疗方法。一旦诊断确立,应尽早争取外科根治手术。对于无法实施根治术的患者,可给予做姑息性治疗。肠癌的化疗有效率较低,只能作为辅助疗法,临床主要应用的方案为 CF+5-FU 方案、FP 方案、FM 方案、FOM 方案、FC 方案等。内窥镜下手术的应用,使创伤性减少、安全度增大,术后康复增快,发展较快。各种治疗方法都有各自的局限性:手术治疗属局部治疗,不能防止癌细胞的远处转移及消灭在循环血液中的癌细胞,化疗是全身性的,但其选择性抑制作用不强,且有很多副作用,而中医药既可以调整机体的免疫功能,调动机体的潜在抗肿瘤能力,而且对肿瘤细胞亦具有直接的杀伤作用。单纯中药治疗和中药配合手术及放化疗的综合治疗肠癌已经取得了较好的疗效,显示出其独特的治疗优势。

一 中医论述

　　在中医古籍文献中并无肠癌的病名,类似肠癌的临床表现见诸于"癥瘕""积聚""便血""肠风""脏毒""肠覃""下痢""锁肛痔"等病证中。

　　古代文献中,诸多记载都与现代肠癌的临床表现极为相似。如《灵枢·五变》云"肠中积聚者……皮肤薄而不泽,肉不坚而淖泽。"指出了肠癌患者气阴两虚之消耗体征。《脾胃论》谓:"其症里急后重,欲便不便,或白或赤,或赤白相半,或下痢垢浊,皆非脓而似脓者也。……毒聚肠胃,将肠胃膏脂血肉,蒸化为脓,或下如烂瓜,或如屋漏水,此腐肠溃胃之证候,……非寻常治痢之法所能克也。"《外科正宗·脏毒论》曰:"其患痛连小腹,肛门坠重,二便乖违,或泻或秘,肛门内蚀,串烂经络,污水流通大孔,无奈饮食不餐,作渴之甚,凡犯此未得见其有生。"《血证论》云:"脏毒者,肛门肿硬,疼痛流水。"锁肛痔见于清代祁坤《外科大成》,言:"肛门内外羚如竹节锁紧,形如海蛇,里急后重,便粪细而带扁,时流臭水。"

至于肠癌的病因病机,在古代文献中多有论述。如《灵枢·五变》谓:"人之善病肠中积聚者……则肠胃恶,恶则邪气留之,积聚乃伤,肠胃之间,寒温不次,邪气稍至,蓄积留止,大聚乃起。"《灵枢水胀》篇云:"肠覃何如寒气客于肠外,与卫气相搏,气不得荣。因有所系,癖而内著,恶气乃起,息肉乃生。"指出肠癌外邪入侵、营卫失和的病机。《外科正宗脏毒论》云:"又有生平性情暴急,纵食膏粱,或兼补术,蕴毒结于脏腑,火热流注肛门,结而为肿。其患痛连小腹,肛门坠重,二便乖违,或泻或秘,肛门内蚀,串烂经络。"阐明情志损伤,饮食不节,以致脾胃受损,运化失司脾虚则湿毒内蓄,蓄久化热,湿热毒邪流注肠道,导致局部气血运行不畅,湿毒瘀滞凝结而成肿瘤。《景岳全书·积聚篇》中提到:"凡脾肾不足及虚弱失调之人,多有积聚之病,盖脾虚则中焦不运,肾虚则下焦不化,正气不行则邪滞得以居之。"认识到"正虚"与"邪结"是积聚发病的两个基本方面,并在此基础上逐渐确立了扶正祛邪、攻补兼施的治疗原则。

古代防治肠癌的方药也就散见于上述疾病的防治方药之中。便血之名首见于《黄帝内经》。《金匮要略》继《内经》之后提出远血、近血之分,首开便血的临床分型与治疗,在"惊悸吐衄下血胸满瘀血病脉证治第十六"中云"下血,先便后血,此远血也,黄土汤主之。下血,先血后便,此近血也,赤小豆当归散主之。"白头翁汤出自《伤寒论》,主治毒深陷血分,下迫大肠所致肛门灼热,下痢脓血。明代吴昊辑《扶寿精方》所载槐角丸,主治肠风下血。清代杨睿撰《伤寒温疫条辨》所载地榆散,主治伤寒温病,热毒不解,日晡壮热,腹痛,便利脓血者。这些方剂至今仍常用于肠癌的辨治用药当中。

二 中医临床治验

(一)病因病机

肠癌的发病多因饮食不节,恣食肥甘、燥热或生冷之物,渐成久痢久泻,导致脾不健运,湿热瘀毒下迫大肠,热伤肠络,毒邪成痈而发为肠癌。《景岳全书》指出:"饮食失节,起居不时,以致脾胃受伤,则水反为湿,谷反为滞,精华之气不能输化,致合污下降而泻利作矣。"肠道为传导之官,其功能为传化物而不藏,若肠道传导功能失司,湿热蕴毒内结于肠中,上犯于胃,反累脾土,脾不健运,生化之源不充,加之肠道癌瘤消耗精血,遂致脾肾两虚、气血并损。因此,本病以本虚标实为特点,本虚多为脾虚胃弱或兼有肾虚,标实多以湿热、瘀毒为患,二者互为因果,是一种全身属虚,局部属实的疾病。

(二)治疗重视健脾益气,理气通腑为用

脾胃虚弱是肠癌发病的最重要的病理基础。《医宗必读》曰:"积之成也,正气不足而邪气踞之。"明代张景岳指出:"脾肾不足及虚弱失调之人,多有积聚之病。"因为脾胃为后天之本,气血生化之源,主运化。脾虚则运化失常,精微失布,水湿停蓄,湿浊内生,加之正气虚衰,易受邪侵,湿热疲毒留滞肠道,日久积聚成块,发为本病。脾气虚弱,升提无力,则水谷精微难以输布;胃气不足,则通降不能,水谷及其糟粕难以下行。故临证尤其重视健脾益气,脾气健运则生化有源,水湿得以运化。临床常用药物有党参、黄芪、白术、茯苓、薏苡仁等。

大肠为六腑之一,司传导之职,根据"六腑以通为用""泻而不藏"的生理特点,临床多用通腑祛邪之法治之。六腑功能以受纳腐熟水谷,传化饮食和水液,排泄糟粕为主。六腑须保持畅通,才有利于饮食的及时下传,糟粕的按时排泄及水液的正常运行。肠道恶性肿瘤多以"湿热""瘀毒""气滞"为患,阻碍腑道的通畅,阻滞气血、水湿的运行,故治疗的关键是理气祛湿化瘀,通下腑中浊毒。临床中重视运用清热祛湿、解毒祛瘀、行气导滞之法,均可视为"通腑为用"的具体运用。清热祛湿药物常用苦参、蒲公英、槐花、蛇舌草、败酱草、薏苡仁等;解毒祛瘀常用山慈菇、半枝莲、苦参、地榆、桃仁、土鳖、僵蚕、肿节风等;行气导滞药物常用厚朴、桔梗、木香、枳壳、砂仁等。

(三)辨证论治,随证加减

肠癌的病因病机和疾病的发展规律,对肠癌的辨证论治,提倡早期着重清肠化湿,解毒祛瘀,中期则攻补兼施,健脾行气与清肠解毒祛瘀并重;晚期偏于健脾益肾、补养气血。临床将肠癌分为以下临床证型。①湿热蕴结型:症见腹痛腹胀,下利赤白,里急后重,大便黏液,时伴有脓血,肛门灼热感,口苦口干,恶心纳差,舌苔黄腻,脉滑数。治宜清肠泻热,祛湿止痢。方药以槐角丸加减,可选用槐花、地榆、苦参、肿节风、生薏米、败酱草、金银花、白头翁等药物。②大肠瘀毒型:腹胀刺痛,腹有肿块,便下脓血黏液,或里急后重,舌质紫黯或有瘀斑,苔黄,脉涩。治宜活血祛瘀,解毒散结。方药以下瘀血方加减,可选用桃仁、土鳖、当归、莪术、木香、枳壳、厚朴、八月札、香附等药物。③脾肾亏虚型:面色萎黄,形神俱衰,腰膝酸软,腹痛下坠,腹部肿块增大,大便频数,口淡乏味,少气纳呆,舌淡,苔白,脉沉细。治宜健脾益气,补

血固肾。以四君子汤合四神丸加减,可选用党参、云苓、黄芪、薏苡仁、诃子、首乌、鸡血藤、白芍、苦参等药物。

肠癌临床常可表现出各种兼证,若腹痛甚,加木香、槟榔、白芍;大便秘结者,加枳实、槟榔、厚朴;腹泻频数者,加炒薏苡仁、葛根、土茯苓、泽泻、升麻;便血不止,加仙鹤草、山栀炭、槐花、地榆炭、田七、五倍子等;湿热蕴结、大便黏腻者,加地榆、槐花、败酱草、薏苡仁等;瘀毒明显者,加白头翁、半枝莲、僵蚕、桃仁、土鳖、苦参等;腹部胀坠、里急后重者,酌加桔梗、木香、厚朴、枳壳、八月札等;腹水尿少者,加白茅根、大腹皮、茯苓皮、泽泻、车前草等;纳呆腹胀者,加鸡内金、焦山楂、炒谷麦芽;放疗后阴液亏虚者,加沙参、麦冬、生地;心悸失眠者,加酸枣仁、远志等;气血不足者,加党参、白术、黄芪、枸杞子、首乌、黄精等;肾阳不足,畏寒肢冷者,加仙灵脾、山萸肉、熟附子等;肝肾阴虚、唇红口干者,选用熟地黄、女贞子、旱莲草、桑寄生、桑椹子等;铂类药物所致神经毒性、四肢末梢神经感觉异常者,加桂枝、川芎、黄芪、鸡血藤等。

(四)辨证与辨病相结合

在辨证论治的基础上,合理运用辨病论治,并重视用抗癌药物祛除邪毒。所谓辨病论治,是结合中医药传统理论与现代药物实验研究,选择一些已证实对该病种有抗癌功效的药物。辨证与辨病相结合可以更好地提高临床疗效。常用的对大肠癌有效的药物有苦参、白花蛇舌草、半枝莲、守宫、蜈蚣、薏苡仁、肿节风等。

另外,在肠癌患者应用手术、放疗、化疗等治疗手段的同时,针对性地调整中医药治方案。如肠癌手术治疗极易耗气伤血,术后早期,当以理气养血为先,旨在恢复脾胃的升降功能术后中期,脏腑虚损,气虚血瘀,当以健脾益气为主,活血祛瘀为辅手术后期,脾胃功能渐恢复,当扶正攻邪兼顾,以巩固疗效;临床上注意根据术后患者体质特点,体壮者以清热祛湿、解毒祛瘀为主,体虚者以健脾益气,扶助正气为主。肠癌放疗后,患者易出现口渴欲饮、低热盗汗、疲倦乏力等气津两伤之象,可酌情加用生地、麦冬、石斛、花粉等养阴生津之品;患者化疗期间常常出现脾气虚弱,胃失和降的情况,治疗当以健脾和胃为主法,能够较好地提高患者对化疗的耐受能力、减轻化疗的胃肠道反应。

第十三章

▶肾　癌

肾癌是指肾细胞癌,在我国泌尿外科发病率仅次于膀胱肿瘤。肾癌占成人恶性肿瘤的 2%~3%,占成人肾脏恶性肿瘤的 80%~90%。世界范围内各国或各地区的发病率各不相同,总体上发达国家发病率高于发展中国家,城市地区高于农村地区,男性多于女性,男女患者比例约为 2∶1,发病年龄可见于各年龄段,高发年龄 50~70 岁。现代医学认为肾癌的病因尚不清楚,吸烟是危险因素之一,亦与激素、黄曲霉毒素、放射线、病毒有关。其诊断可以临床症状和体征、影像学诊断、实验室检查、肾穿刺活检病理为依据。大多数肾癌患者是由于健康查体时发现的无症状肾癌,这些患者占肾癌患者总数的 50%~60%。有症状的肾癌患者中最常见的症状是腰痛和血尿,少数患者是以腹部肿块来院就诊。10%~40% 的患者出现副瘤综合征,表现为高血压、贫血、体重减轻、恶病质、发热、红细胞增多症、肝功能异常、高钙血症、高血糖、红细胞沉降率增快、神经肌肉病变、淀粉样变性、溢乳症、凝血机制异常等改变。20%~30% 的患者可由于肿瘤转移所致的骨痛、骨折、咳嗽、咯血等症状就诊。B 超和 CT 检查可见肾脏内实质性占位病灶,尿路造影显示肿瘤压迫导致肾盂肾盏受压、变形、拉长和扭曲。肾穿刺活检可有病理证实,但因易造成肿瘤扩散,通常慎用或禁用。

肾癌的治疗可有外科治疗、放疗、化疗、内分泌治疗等。对局限性或局部进展性(早期或中期)肾癌患者采用以外科手术为主的治疗方式,对转移性肾癌(晚期)应采用以内科为主的综合治疗方式。化疗效果较差。放疗效果不肯定,和手术配合可能提高疗效,减少局部复发。对手术不能根治者,可做姑息性放射治疗缓解症状。免疫治疗有一定抑制作用,常用有卡介苗、干扰素、白介素-2。联合应用激素治疗,对晚期肾癌可减轻症状,延长生存期,疗效有待进一步观察。

一 中医论述

中医认为,肾癌乃属于"中石疽""溺血""癥积"等范畴。《疡医大全》曰:"石疽生腰胯之间,肉色不变,坚硬如石,进经月不变……若黑陷不起,麻木不痛,呕哕不食,精神昏乱,脉散或代者死。"《景岳全书》指出血淋和溺血的区别:"……涩痛者,为血淋,不痛者,多为溺血。"癥积泛指腹腔内恶性肿快。隋代《诸病源候论》:"癥者,由寒温失节,致脏腑之气虚弱,而食饮不消,聚结在内,染渐生长块段,盘牢不移者是癥也。言其形状可征验也。若积引岁月,人皆柴瘦,腹转大,随致死。"提出癥为腹腔内逐渐生长的肿块,坚硬而不活动,久致患者腹大消瘦死亡。中医文献中有肾岩一词,并非现代医学之肾癌,而是指阴茎癌,不可混淆。

对于本病病因,中医认为主要是肾气精血不足,湿热、瘀毒蕴结所致。病理特点为本虚标实。本虚由于饮食失调,脾失健运,久病及肾;或房劳太过、损伤肾气;或年老体弱,肾气衰退,导致肾气不足、脾肾两伤、水湿不化、湿毒内生、积于腰府。标实由于起居不慎,身形受寒,寒邪外侵入里;或外受湿热邪毒,入里蓄积,下注膀胱,烁灼经络。内外合邪,结于腰府,久致气滞血瘀,凝聚成积,出现腰腹部肿块固定质硬。腰府瘀血凝结,气机阻滞,不通则痛,表现腰部甚或背部疼痛。湿热毒邪郁久,灼伤血络或久病脾虚不摄,血溢脉外,出现溺血反复不止。脾肾两伤,精血亏耗,肌肤失养,表现面色苍白晦暗,形体逐渐消瘦。瘀血阻滞,气血壅遏或阴血不足,无以敛阳而致发热起伏。本病病机为肾气不足,水湿不化,湿毒内生;或外受六淫之邪,寒凝湿蕴,化热蓄毒,内外合邪,气滞血瘀阻滞水道。病位在腰府,与肾、脾、膀胱密切相关。

二 中医临床治验

湿热蕴结者,精神萎顿,身体沉重,周身困乏,时有低热,腰部或腹部肿块日渐增大,腰痛明显,伴坠胀不适,小便短赤或血尿不止,口渴,纳少,恶心,舌苔白腻或黄腻,舌质红,脉滑数或濡数,八正散加减。瘀血内阻者,面色晦暗,腰部或腹部肿块日渐增大,肿块固定,伴腹腰部疼痛加剧,发热,口渴,食欲缺乏,舌苔薄白,舌质紫暗或有瘀点、瘀斑,脉细涩,大黄蟅虫丸加减。肾阴不足者,形体消瘦,虚弱无力,手足心热,腰痛喜按,腰腹部肿块,口干舌红,苔薄少或光剥,脉沉细,六味地黄汤加减。肾阳虚衰者,形寒,四肢不温,小便清长,大便溏薄,腰部肿块固定,尿血不多,舌淡胖,苔薄,脉沉细,金匮肾气丸加减。气血双亏者,面色苍白无华,神疲乏力,心悸气短,形体消瘦,不思饮食,腰腹部肿块疼痛,尿血色淡不止,口干,低热,舌淡苔薄,脉细弱,八珍汤加减。

第十四章

▶ 宫颈癌

宫颈癌是发生于宫颈上皮的恶性肿瘤,是常见的恶性肿瘤之一,最常见的妇科恶性肿瘤,占50%以上,其死亡率为妇科肿瘤的首位,被列为八大肿瘤之一。原位癌高发年龄为30~35岁,浸润癌为45~55岁,近年来其发病有年轻化的趋势。现代医学对宫颈癌的病因至今尚不清楚,根据几十年来的研究,认为与性生活、性传播性疾病、婚姻妊娠有关,如梅毒、滴虫性阴道炎、宫颈不典型增生者本病的发生率增加。此外还与经济状况、种族和地理环境有关。其诊断可以临床症状和体征、实验室检查、影像学诊断及子宫颈活体组织检查、脱落细胞检测为依据。当患者主述有阴道流血及白带增多,或年轻患者经常出现接触性出血,尤其是发生在性生活后或妇科检查后。阴道细胞学检查,是普查筛选的首要方法;阴道镜及阴道显微镜检查,可观察宫颈细微结构,观察病变部位;子宫颈活体组织检查,在阴道镜取可疑组织进行检查,是诊断最可靠的依据;子宫颈锥形切除检查,可进一步明确诊断;荧光素检查,可辅助早期癌的诊断,提高一次活检阳性率;宫颈局部涂片快速检查,诊断准确率可达90%以上,可作为门诊初筛方法之一;染色体检查,有助于鉴别炎症或肿瘤。宫颈癌须通过详细询问病史、观察各种特殊体征,最主要的是通过上述各项检查方法与子宫颈糜烂、宫颈息肉、宫颈肥大、宫颈结核、宫颈黏膜下肌瘤和子宫颈乳头瘤相鉴别。

宫颈癌的治疗可有外科手术治疗、化疗、放疗及免疫治疗等。一旦诊断确立,应及早争取根治手术,放射治疗的优点是适应证广,疗效高,即使不能根治也能有良好的故息作用,减轻症状、延长生命。有2%~5%的宫颈癌对放疗不敏感,有5%~10%的患者可能出现不同程度的直肠反应。有腔内放疗、体外放疗等。化学治疗是全身性的治疗方法,适用于治疗晚期病例。化学治疗可与手术治疗、放射治疗联合应用,也可用于治疗复发癌。以顺铂和博来霉素为主的方案疗效较好。

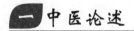 中医论述

中医古籍中,虽无"宫颈癌"这个病名,但类似宫颈癌的病症论述散见于

"崩漏""带下"等门中。根据其临床表现,可归属于"胞门积结""崩漏"等范畴。唐代孙思邈在《备急千金要方》妇人方下提到:"崩中漏下,赤白青黑,腐臭不可近,令人面无色,皮骨相连,月经失度,往来无常,小腹弦急,或苦绞痛上至心,两胁肿胀,食不生肌肤,令人偏枯,气息乏少腰背痛连膝,不能久立,每嗜卧困懒。"如巢氏《诸病源候论》说:"崩中之病,是伤损冲任之脉,冲任气虚,不能统制经血,故忽然崩下班伤损之人,无脏皆虚者,故五色随崩俱下。"张仲景指出积结"胞门",中医称子宫为胞宫,称宫颈为"胞门"说明病在宫颈。至于病机,则与积冷、结气、正虚及冲、任督、带诸经脉病变有关。

二 中医临治经验

根据本病的病因、病机和临床表现,经辨证可分为邪实之肝郁气滞、湿热郁毒、湿聚痰结、瘀血内阻以及正虚之肝肾阴虚、脾肾阳虚、气血两虚和虚寒凝滞八型。肝郁气滞者,阴道不规则出血,有时夹有瘀块,白带稍多,少腹胀痛,胸部胀满,两肋作痛,情绪郁闷或心烦易怒,心悸失眠,口苦咽干,舌质稍暗,苔薄白,脉弦细,丹栀逍遥散加减;湿热瘀毒者,阴道排液量较多,色如米泔或黄赤相兼,质地黏稠,气味臭秽难闻,有时夹有瘀血块及腐肉,伴有少腹胀痛,身重体倦,脘闷纳呆,舌质暗或偏暗,苔白厚腻,脉弦数或弦滑,清热解毒汤加减;湿聚痰结者,阴道可有不规则出血,且白带增多,局部癌灶多呈结节型,伴有胸膈满闷,恶心呕吐,痰涎增多,胃纳减少,腹胀腿肿,舌苔厚腻,脉濡,导痰汤加减;瘀血内阻者,阴道可有不规则出血,且赤白夹杂而下并伴有恶臭,少腹固定性疼痛连及腰脊部,面色晦暗,精神狂躁,舌质紫暗或有瘀斑瘀点,脉沉细或涩,少腹逐瘀汤加减;肝肾阴虚者,阴道有不规则出血,且白带较多,色呈黄白相间,伴有头晕耳鸣,五心烦热,夜寐不安,腰膝酸痛,口渴,盗汗,便秘尿赤,舌质嫩红,脉弦细数,知柏地黄丸加减;脾肾阳虚,有阴道不规则出血,白带清稀且量较多,伴有神疲乏力,面色㿠白,畏风怕冷,腰膝冷痛,纳谷不馨,小腹坠痛,或大便先干后溏,舌质淡胖,苔白润,脉细弱,内补丸合参苓白术散加减;气血两虚者,病程较久,面色苍白或萎黄,神疲乏力,形体消瘦,肢体痿软,月经闭止,头晕目眩,或咽燥纳呆,口干苦而不欲饮,腹胀恶心,小腹肿物隆起或疼痛,带下绵绵不断,十全大补汤加减;虚寒凝滞者,面色苍白无华,或面色黧黑,形体消瘦,畏寒肢冷,月经闭止,小腹肿物隆起或隐隐作痛,有阴道不规则出血,血色清稀,头晕目眩,舌淡苔白,脉弦紧或弦细,桂枝茯苓丸加减。

第十五章

▶卵巢癌

卵巢恶性肿瘤,即卵巢癌的发病率占妇科恶性肿瘤的第3位,确诊时60%～70%的卵巢恶性肿瘤患者已属晚期,死亡率超过宫颈癌和子宫体癌之和,占妇科恶性肿瘤的首位。现代医学对卵巢癌的病因卵巢癌的病因至今仍不清楚,主要与以下几个方面有关:化学致癌因素,外阴经常接触滑石粉;病毒感染如流行性腮腺炎、感冒等;动物脂肪摄入过多;卵巢发育不良或性早熟或无生育史者;遗传因素等。本病的症状、体征因肿瘤的大小、性质等的不同而表现不一。常见的症状有腹块、腹痛、月经紊乱。实验室检查可作经阴道、直肠、腹部进行穿刺吸取细胞检查,也可做浅表淋巴结穿刺吸取细胞检查。影像学检查包括B超、CT及MIR检查,可帮助确定卵巢癌的分期、肿瘤的大小、残留肿瘤的变化,以指导修订方案,并可随访及估计预后。癌抗原125可观察卵巢患者的病情变化和预示预后情况。手术治疗是卵巢癌最有效的治疗方法。化学对卵巢癌较为敏感,常用化疗方案有CAP、CP、DDP+VP16、VAC、VBP、PEB等。适应证为:交界性卵巢癌、上皮性卵巢癌、非上皮性卵巢恶性肿瘤。放射治疗有体外照射和腔内放疗。

一 中医论述

卵巢癌属于中医"癥瘕""肠覃""癥积"等疾病的范畴,在中医古文献中未见有卵巢恶性肿瘤之病名,但有类似的病症记载。如《灵枢·水胀》谓"肠覃何如……寒气客于肠外,与卫气相搏,气不得荣,固有所系,癖而内著,恶气乃起,息肉乃生。其始生也,大如鸡卵,稍以益大,至其成,如怀子之状。久者离岁,按之则坚,推之则移,月事以时下,此其候也。"《难经·五十五难》云:"积者,阴气也,其始发有常处,其痛不离其部,上下有所终始,左右有所穷处。"《医学正传》中记载:"其与瘤独见于脐下,是为下焦之候,故常得于妇人。大凡腹中有块,不问积聚癥瘕,俱为恶候,切勿视为寻常疾而不求医早治,若待胀满已成,胸腹鼓急,虽仓扁复生,也莫能救其万一。"这些描述都与现代卵巢癌的临床表现极为相似。

古代文献也对本病的病因病机有了较详细的记载,如《医宗必读·积聚篇》："积之成也,正气不足,而后邪气踞之。"宋代严用和《济生方》"症者癥也,有块可验,瘕者假也,假物成形。其结聚浮假,推移乃动。此无他,皆由饮食不节,寒温不调,气血劳伤,脏腑虚弱,受于风冷,与气血相结而成也。"认为本病的形成多因正气先虚,气血劳伤,脏腑之气虚弱,以致六淫邪毒乘虚而入,留著不去,搏结成块。《灵枢·百病始生》云："卒然外中于寒,若内伤于忧怒,则气上逆,气上逆则六输不通,温气不行,凝血蕴裹而不散,津液涩渗,著而不去,而积皆成矣。"张仲景《金匮要略·妇人杂病脉证并治》谓："妇人之病,因虚积冷结气,为诸经水断绝,至有历年,血寒积结,胞门寒伤,经络凝结。"《医学正传》则说道："积者迹也,挟痰血以成形迹,亦郁积至久之谓。"指出卵巢癌的发病多以寒湿凝滞,气滞血瘀密切相关。

对癥瘕的治疗,古人提出其发病是一个正虚邪实的过程,先有内虚,加之邪毒入侵,邪正相搏,久而成积。治疗提倡根据邪正虚实情况以确定攻补治疗原则,合理运用扶正、祛邪之法。如《医宗金鉴·妇科心法要诀》曰："凡治诸沉积,宜先审身形之强弱,病势之缓解而后治之。如人虚,则气血衰弱,不任攻伐,病势虽盛,当先扶正气,而后治其病若形证俱实,宜先攻其病也。经云积大聚,衰其半而,盖恐过于攻伐,伤其气血也。"《医宗必读》提出分段论治："初、中、末之三法不可不讲也。初者病邪初起,正气尚强,邪气尚浅,则任受攻中者受病渐久,邪气较深,正气较弱,任受攻且补末者病势经久,邪气侵袭,正气消残,则任受补。"提出疾病初期,正气尚强,当以祛邪为主疾病中期,扶正与祛邪并用至疾病末期,正气衰弱,当以扶正为主。

二　中医临床治验

卵巢癌是发生与卵巢组织的恶性肿瘤,临床上可出现下腹不适,腹痛、腹部包块、月经紊乱、压迫等症状。临床有起病隐匿、早期不易发现、易转移、预后差等特点。

(一)病因病机

卵巢癌是全身属虚,局部属实的疾病,其发病以肝肾亏虚,冲任失调为本,以痰湿凝滞、瘀毒蕴结为标。卵巢在中医脏腑学说中属于奇恒之府之"女子胞",女子胞是女子生殖器官,主司月经、妊娠胎儿,在经络联系上与冲任二脉相连,是天癸产生之源,并受肝、肾二脏影响。卵巢癌属中医"癥积""积聚"范畴,如《医宗必读·积聚》所言"积之成也,正气不足,而后邪气踞之"。若脏腑虚弱,冲任失养,邪毒内侵,滞留不去,阻碍气机,致气滞血瘀若脾肾亏虚,水湿不运,则湿聚成痰。气滞、血瘀、痰浊、邪毒博结,而致癥瘕。故治疗卵巢癌当以扶正祛邪为基本大法,扶正重视从补益肝肾,调和冲任入手,攻邪以化痰祛湿、活血祛瘀、解毒散结等法灵活运用。

(二)辨证论治,随证加减

根据卵巢癌的病因病机及症状体征,将该病分为以下4种辨证分型。①气滞血瘀型:症见肿块坚硬,肌肤甲错,口干唇燥,舌质暗红,有瘀斑,脉细涩或弦细。治疗以行气活血,祛瘀散结为法,以桂枝茯苓丸加减。常用药物为桂枝、茯苓、丹皮、桃仁、赤芍、莪术、山慈菇、土鳖、香附、当归等。②湿热郁毒型:腹部肿块,腹胀腹痛,或伴有腹水,不规则阴道出血,尿黄灼热,口干口苦,舌质暗红,苔厚腻,脉弦滑者,治疗当清热利湿、解毒散结。常用药物为半枝莲、蛇舌草、蒲公英、露蜂房、龙葵草、土鳖、大腹皮等。③痰湿凝聚型:少腹胀满膨隆,或可触及包块,口渴少饮,身倦乏力,舌质暗淡或红,苔白腻者,治宜健脾利湿,化痰软坚,以四君子汤合二陈汤加减。常用药物为党参、白术、茯苓、法夏、陈皮、香附、蒲公英、山慈菇等。④气血亏虚型:腹痛绵绵,消瘦乏力,心悸气短,动则汗出,纳呆、不欲饮食,舌淡红,脉沉细者,治疗当补益肝肾,补气养血。以人参养荣汤加减。常用党参、白术、茯苓、熟地、山萸肉、女贞子、旱莲草、杜仲、黄芪等药物。

随证加减:若气滞、腹胀明显者,加木香、桔梗、砂仁等行气消胀肿块坚硬,时有赤痛者,加土鳖、八月札、莪术、桃仁等;口干欲饮者,加沙参、葛根、麦冬等;腹水量多者,加红花、大腹皮、猪苓、茯苓、泽泻等;脾胃虚弱者,加党参、白术、茯苓、陈皮、黄芪、薏苡仁、鸡内金等;肝肾阴虚甚者,以杞菊地黄汤加减,选用鳖甲、生熟地黄、女贞子、旱莲草、桑寄生等气虚血弱者,加黄精、北芪、鸡血藤、阿胶等。临证时常在各辨证基础上选用抗癌抑瘤之品,常用的治疗卵巢癌的药物有半枝莲、山慈菇、守宫、桃仁、露蜂房等。

(三)中西结合、减毒增效

卵巢癌发病率有逐年上升的趋势,尤其是卵巢上皮癌死亡率居高不下。临床上,对卵巢癌提倡以综合治疗为主。求诊患者中一大部分是已经或正在行手术、化疗、放疗,提倡将中医药治疗与西医治疗手段相结合,发挥中医药整体辨治,减毒增效的治疗优势。

卵巢癌手术易耗伤气血,损伤冲任,术后康复治疗重在补益脾肾、调和冲任。中药予补气养血、健脾益肾药物,可调整脏腑功能,增强免疫力,减少术后并发症,常用党参、白术、茯苓、黄芪、熟地、当归、柴胡、葛根、鳖甲、女贞子等药物。临床上注意根据患者体质特点,对体质强壮者在扶助正气的同时,佐以少量解毒抗癌药物;对体质虚弱者则以扶正治疗为主。化疗的毒副反应很大,临床常见脾胃失调、肝肾亏损、气血损伤等情况,中药当以健脾和胃为主,佐以补益肝肾、益气养血药物进行治疗。放射线为毒热之邪,放疗后患者临床常见一派热毒伤阴的表现,治疗当以清热解毒、滋阴生津为法,药用连翘、蒲公英、苦参等清热解毒,用生熟地黄、沙参、麦冬、枸杞、太子参、女贞子、旱莲草养阴生津。卵巢癌死亡率居首位,易复发是其生存率低的主要原因。在行肿瘤细胞减灭术及辅助化疗达到临床缓解之后,仍应坚持中医药治疗,着重以调理冲任,祛瘀解毒为法进行调治,据临床观察,往往能在一定程度上抑制肿瘤复发,获得较好的肿瘤无进展生存期。

第十六章

▶ 子宫内膜癌

子宫内膜癌是发生于子宫内膜的一组上皮性恶性肿瘤,好发于围绝经期和绝经后女性。子宫内膜癌是最常见的女性生殖系统肿瘤之一,每年有接近 20 万的新发病例,并是导致死亡的第三位常见妇科恶性肿瘤。发病原因尚未十分明了,但与妊娠情况、肥胖有关,观察发现糖尿病妇女本病的发病率较无糖尿病者的发病率高 2~3 倍,高血压妇女的本病发病率较血压正常者高 1.7 倍,与宫颈癌比较,本病更多发生于中、上社会阶层的妇女,雌激素的致癌问题长期以来受到广泛重视。目前认为未能被孕激素拮抗的雌激素在子宫内膜癌的发生中起决定性作用,但其确切的作用仍有待于进一步研究。并且有关雌激素的致癌问题目前仍有争议。诊断可以根据临床症状和体征,实验室检查、影像学检查、脱落细胞检测为依据。最常见的症状为异常的子宫出血。其发生率为 88%~96%,最多见于绝经期或绝经后出血,表现为血性分泌物或不规则阴道出血。一次出血也可能仅持续 1~2 d,几个月不复发。也可表现为绝经前功能性子宫出血,应做常规刮宫检查,晚期患者可出现下腹痛、腰痛、贫血及恶病质。体格检查要注意锁骨上及腹股沟淋巴结,应进行乳腺检查,可通过妇科三合诊检查、宫腔镜检查、刮宫检查以及 B 超、CT、MRI 检查等证实。

治疗可有外科治疗、化疗、放疗及免疫和综合治疗。以手术、手术与放疗的综合治疗及放疗为基本手段。要有计划、合理地综合治疗,避免"过度治疗"或"治疗不足"。尤其要注意综合治疗不是几种治疗方法的盲目叠加。目前抗癌药物及激素治疗尚不是治疗子宫体癌的根治方法,主要是对晚期内膜癌及手术、放疗失败的患者。激素治疗主要是用孕酮类药物及三苯氧胺。对于病理分化好的子宫内膜腺癌,特别 ER、PR 阳性者反应较好。三苯氧胺有抗雌激素作用,改善孕酮作用。激素疗法疗程长,用药量大,一般至少 3~6 个月。目前多采用几种化疗药物联合应用。抗癌药物也可与孕酮类药物联合使用。常用的方案有 CAP 方案、EAP 方案、CAF 方案。放射治疗的适应证比较广泛,各期患者均可以给予放射治疗。放射治疗包括腔内放射治疗及体外照射治疗。可选择术前或术后放射治疗。

一 中医论述

　　在中医古代文献中并无子宫内膜病变的病名记载,对其描述,散见于"崩漏""石瘕""五色带下""血枯""癥瘕""积聚"等病范畴之中。"崩"首见于《素问·阴阳别论》"阴虚阳搏谓之崩"。"漏"首见于《金匮要略》"经断未及三月,而得漏下不止者……须知淋沥之延久,即是崩陷之先机","崩漏不止,经乱之甚者也"。《素问·骨空论》云:"任脉为病,女子带下瘕聚。"《灵枢·水胀篇》云:"石瘕生于胞中,寒气客于子门,子门闭塞,气不得通,恶血当泻不泻,衃以留止,日以益大,状如杯子,月事不以时下。"

　　对本病的病因病机,《内经》叙述石瘕的成因是由于"寒气客于子门,子门闭塞",以致"气不得通,恶血当泻不泻,衃以留止"所致。《诸病源候论》指出"八瘕者,皆胞胎生产,月水往来,血脉精气不调之所生也""妇人荣卫经络断绝不通,邪气便得往来,人合于脏"。若"妇人月水下,恶血未尽,其人虚急,而以夏月热行疾走……水横流,衍人他脏不去,有热因生燥瘕之聚"。《兰室秘藏·妇人门》曰:"妇人脾胃久虚,或形羸气血俱衰,而致经水断绝不行……"《素问·腹中论》对本病的病因、症状、治疗有详尽的记载,"有病胸胁支满者,妨于食。病至则先闻腥臊臭,出清液,四肢清,目眩,时时前后血,病名为何? 何以得之? 岐伯曰:病名曰血枯。此得之年少时,有所大脱血,若醉入房中,气竭肝伤,故月事衰少不来也,治以乌贼鱼骨丸"。明代医家张景岳总结前人之说,提出瘕瘕之证其"血留滞作瘀,唯妇人有之。其证则或由经期,或由产后,凡内伤而血留,或忧思伤脾,气虚而血滞,或积劳积弱,气弱而不行,总由血动之,余血未净,而一有所逆,则留滞日积,而渐日积,而渐以成瘕矣"。由上可知,子宫体肿瘤的发生,主要由于六淫之邪内侵,或七情、饮食内伤,导致脏腑功能失常,气血失调,冲任损伤,瘀血、痰饮、湿毒等有形之邪相继内生,留滞小腹、胞中、冲任,积结不解,日久渐成。

　　本病的病位在胞宫,属冲任所主,《医学源流论》曰:"凡治妇人,必先明冲任之脉……冲任脉皆起于胞中,上循背里,为经脉之海,此皆血之所从生,而胎之所由系,明于冲任之故,则本源洞悉,而候所生之病,则千条万绪,以可知其所从起。"《诸病源候论》曰:"崩中之病,是伤损冲任之脉。冲任之脉皆起于胞内,为经脉之海,劳伤过度,冲任气虚,不能约制经血,故忽然崩下,谓之崩中。崩而内有瘀血,故时崩时止,淋沥不断,名曰崩中漏下。"以上均说明必须突出"冲任损伤"是该病发生的关键病机,李时珍更明确地说"医不知此,罔控病机。"

　　古人已认识到该病的预后不良,如《内经·阴阳别论》谓:"二阳之痛发自心脾,有不得隐曲,女子不月,其传为风消、其传为息贲者,死不治。"《脉经》曰"诊妇人病瘕积聚,脉弦急者生,虚弱小者死。"

二 中医临床治验

(一)病因病机

子宫内膜癌发病以冲任失调为本,以湿热内生、瘀毒蕴结为标。冲任失调尤其重视从肝、脾、肾三脏论治。因肾主生殖,胞络系于肾。若肾气不足,则冲任不固;若肾阴亏损,则精亏血少,冲任血虚肾阳不足,冲任失于温煦,命门火衰,则湿浊内生。肝主藏血,主疏泄,若情志不畅,肝气郁结,则血为气滞,冲任失畅,血海蓄溢失常,瘀血内生,久而成癥;若肝郁化火,热伤冲任,迫血妄行,则月水淋漓不尽,带下臭秽;脾主运化,司中气,与胃同为气血生化之源。若脾气不足,则冲任不固,血失统摄,则致崩漏。脾虚湿盛,郁热与湿热毒邪乘虚下注冲任,侵害胞宫。正如《医学源流论》所说:"凡治妇人,必先明冲任之脉……冲任脉皆起于胞中,上循背里,为经脉之海,此皆血之所从生,而胎之所由系,明于冲任之故,则本源洞悉,而候所生之病,则千条万绪,以可知其所从起护。"故治疗当首先辨明邪正虚实,治本当以调补冲任为主,包括补益肝肾、疏肝行气、健脾和胃、补益气血等法;治标则以清热祛湿、活血祛瘀、解毒散结为主法。

(二)辨证分型,随证加减

子宫内膜癌分为以下4种中医分型。①肝郁气滞:以心烦易怒,月经不调,夜寐欠佳,多梦易醒,口苦咽干,少腹胀痛为主要临床表现,治宜疏肝理气,祛瘀消癥,以柴胡疏肝散加减柴胡、白芍、枳壳、川芎、香附、八月札、苦参、露蜂房、山慈菇。②湿热下注:阴道出血,淋漓不尽,带下赤白相间,少腹坠痛,舌苔黄腻,脉滑数者,治宜清热利湿,以参苓白术散加减党参、白术、茯苓、薏苡仁、砂仁、蒲公英、半枝莲、槐花、黄柏。③瘀毒内结:症见浊血淋漓,色瘀暗,带下赤白,腹部疼痛,小腹肿块,舌暗瘀者,治宜活血祛瘀,解毒散结,以桂枝茯苓丸加减桂枝、茯苓、丹皮、桃仁、芍药、莪术、山慈菇、土鳖、守宫、僵蚕。④肝肾亏虚:症见阴道流血,量多色红,腰膝酸软,小腹隐痛,舌红苔少或舌淡质胖者,以六味地黄丸加减熟地、泽泻、山药、山萸肉、丹皮、茯苓、苦参、当归、怀牛膝;以阴虚为主者,加女贞子、旱莲草、麦冬、知母、黄柏等;以阳虚为主者,加补骨脂、桂枝、菟丝子等。

随证加减:阴道出血量多者,加大小蓟、旱莲草、茜草、田七末、侧柏叶等;带下量多者,加栀子、蒲公英、半枝莲、薏苡仁等;口干欲饮者,加葛根、麦冬、玉竹等;心烦易醒者,加灯心草、黄连、夜交藤、酸枣仁等;小腹疼痛着,加八月札、桃仁、台乌药、香附、木香等;阴虚火旺者,加知母、黄柏、鳖甲、水牛角;气血亏虚者,用八珍汤、黄芪、鸡血藤等。

第十七章
▶白血病

白血病是白细胞及其幼稚细胞在骨髓或其他造血组织中的进行性增生失控并浸润各种组织、引起多种严重症状的血液系统恶性肿瘤。目前国际上公认的按白血病细胞的形态和生化特征分类法,白血病分为急性白血病(急性淋巴细胞白血病、急性非淋巴细胞白血病及多种亚型)、慢性白血病(慢性淋巴细胞白血病、慢性粒细胞白血病、慢性单核细胞白血病、慢性粒-单核细胞白血病、慢性中性粒细胞白血病、毛细胞白血病、幼淋巴细胞白血病)、特殊类型白血病等。我国各型白血病的发病率以急非淋最高、急淋次之、慢淋及特殊类型则较低。白血病的病因目前仍未明确,可能与病毒、遗传、放射、化学因素等相关。其临床表现主要有贫血、出血、感染和发热、淋巴结和肝脾肿大、骨关节肿痛及各脏器、器官受浸润引起的症状。白血病的诊断、分型和预后判断主要靠血象、骨髓象和细胞化学检查。治疗手段目前主要有支持治疗、化疗和骨髓移植,化疗主要药物有长春新碱、柔红霉素、阿糖胞苷、环磷酰胺、甲氨蝶呤等,讲求分型、分期、分阶段、个体化治疗。近十余年来开展的全反式维甲酸治疗 M_3 型急性早幼粒细胞白血病取得突破,为白血病及其他恶性肿瘤治疗开辟了一条新的途径。慢性白血病的治疗主要是化疗、放疗、肾上腺皮质激素治疗、骨髓移植、干扰素治疗、细胞分离术等。

一 中医论述

白血病的病因有因虚治病或因病致虚之争,有伏邪温病、胎毒、相火妄动等各家之说,但其焦点乃本病虚实标本的不同认识。白血病是一组复杂的疾病,从一论治难以概全。故本病的病因病机可概括为:正虚受邪、邪毒伤髓、虚实错杂、虚实转化。正虚有气血阴阳脏腑之分,邪毒有温毒、蕴毒、湿毒、淤毒之别。急白之急发与慢白之急变者,偏于邪盛,急白之缓发与慢白之稳定期者,以正虚为主。

白血病病位在骨髓,骨由肾所主,髓由肾所生。经曰:"邪之所凑,其气必虚",患者或因先天肾亏,温热胎毒内伏于骨髓;或由后天肾伤,骨髓失养,虚邪贼风得以入血伤髓。如邪毒炽盛,正虚无以制邪,则病发急重,如邪毒较轻,而正气亦尚能调节气血阴阳脏腑之轻度失衡,则可维持较长时间不发病或病来轻缓。热毒迫血妄行,故见各种出血症状;热扰心营,故有夜寐不安,甚至神昏谵语;热蒸于外,故有高热且不随汗解;热毒蕴于骨髓,故由骨节酸痛;热毒久郁,精髓早伤,水不涵木,肝肾俱亏,故见形瘦体倦、面色无华、筋脉挛急;精亏血少,血行迟滞,或离经之血停蓄,可见瘀血内阻之癥积、瘰疬、肌肤甲错、面色黧黑等症。白血病发病后有从骨髓到血分,然后传变至营、气、卫分的倾向,故常可见一发病即见动血伤津、扰神闭窍的危急之象,治当以凉血散血、滋肾宣郁为大法。

二 中医临床治验

　　根据白血病的外邪性质、内伤所在及临床表现,可分为热毒炽盛、湿热内蕴、气阴两虚、脾肾阳虚、痰瘀内结。热毒炽盛者,发病急骤,壮热汗出不解,口渴喜饮,烦躁,头痛身痛,衄血尿血便血,瘀点紫癜,甚或神昏谵语,舌红绛少津、苔黄糙、脉弦滑数,清营汤、犀角地黄汤、五味消毒饮加减;湿热内蕴者,午后潮热,胸闷头晕,骨节酸痛,大便溏,小便短赤,舌红苔腻,脉滑数,龙胆泻肝汤、二陈汤加减;气阴两虚者,神疲乏力,心悸气短,口渴纳少,低热,自汗盗汗,头晕失眠,皮肤紫癜或衄血,舌质淡,苔薄黄或剥,脉细弱,生脉饮合益胃汤加减;脾肾阳虚者,气短乏力,形寒肢冷,消瘦纳呆,便溏,腰膝酸软,四肢浮肿,皮肤见青紫斑,苔薄白润,舌质淡,边有齿痕,脉沉细,右归丸加味;痰瘀内结者,痰核瘰疬,癥瘕,低热咽痛,心烦不安,舌红边有瘀点,脉弦涩,桃红四物汤、鳖甲煎丸、小金丹加减。

第十八章

▶恶性淋巴瘤

恶性淋巴瘤是一种起源于淋巴造血系统的实体恶性肿瘤,恶性淋巴瘤在病理学上分成霍奇金(Hodgkin)淋巴瘤(HL)和非 Hodgkin 淋巴瘤(NHL),HL 目前又分为副肉芽肿、肉芽肿和肉瘤 3 型。NHL 可分为 B 细胞、T 细胞和 NK 细胞两大类型及各种亚型。临床上以 NHL 为多见,在我国 NHL 约占全部恶性淋巴瘤的 90% 左右。恶性淋巴瘤的病因目前认为与 EB 病毒、逆转录病毒感染、免疫缺损、电离辐射、遗传等因素相关。恶性淋巴瘤是有相当异质性的一大类肿瘤,虽然好发于淋巴结,但是由于淋巴系统的分布特点,使得淋巴瘤基本上属于全身性疾病,几乎可以侵犯到全身任何组织和器官。因此,ML 的临床表现既具有一定的共同特点,同时按照不同的病理类型、受侵部位和范围又存在着很大的差异。恶性淋巴瘤的诊断主要依靠病理学检查,而骨髓检查、淋巴造影、剖腹探查、肝脏活检、影像学检查、血液生化检查可协助判断分期、估计预后。

淋巴瘤具有高度异质性,其治疗上也差别很大,不同病理类型和分期的淋巴瘤无论从治疗强度还是预后上都存在很大差别。淋巴瘤的治疗方法主要有以下几种,但具体治疗方案还应根据每位患者的实际情况制定。某些类型的淋巴瘤早期可以单纯放疗。化疗多采用联合化疗方案,可以结合靶向药物和生物制剂。Hodgkin 淋巴瘤常用化疗方案为 MOPP、ABVD、CVB、CVPP 等,非 Hodgkin 淋巴瘤常用化疗方案有 CVP、COPP、COMLA、COP-BLAM 等,低度恶性淋巴瘤除化放疗外,生物反应调节剂亦有很好的疗效。对于年龄在 60 岁以下,并伴有不良预后因素的患者,如果能够耐受高剂量化疗,可考虑进行自体造血干细胞移植。骨髓受侵的患者还可考虑异基因造血干细胞移植。手术治疗仅限于组织活检或并发症的处理。对于合并脾功能亢进且无禁忌证,存在脾切除指征者可行脾切除术,为以后治疗创造有利条件。

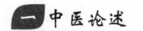

一 中医论述

恶性淋巴瘤相当于中医学文献记载的"恶核""痰核""失荣""阴疽""瘰

病"等范畴,均是描述淋巴结肿大的病证。《灵枢·寒热篇》曰:"寒热瘰疬在于颈腋者,结何气使生?岐伯曰:此皆鼠瘰寒热之毒气也,留于脉而不去者也。"提出"瘰疬"病名,指出颈腋淋巴结肿大之"寒热瘰病"的病因是寒热毒气留脉不去。《疮疡全书》云:"此疾初生于耳下及项间,并颐颔下至缺盆,在锁子骨陷中,隐隐皮肤之内,初生如豆,渐长如索核之状,或一粒,或二粒,按之则动而微痛,不发热,惟午后微热,或夜间口干,饮食少思,四肢倦怠,则坚而不溃,溃而不合,皆因气血不足,往往变为劳瘵,自觉红肿或上或下,或左或右,连串四五个,破溃遍项,渐流脓血,致成瘰病……因虚劳气郁所致,益以益气养荣之药给之……若不速治,必致丧生也。"此段描写与恶性淋巴瘤的症状、病机颇一致,且阐明了治法和预后。明代陈实功《外科正宗》:"失荣者,……其患多生肩之已上,初起微肿,皮色不变,日久渐大,坚硬如石,推之不动,半载一年,方生隐痛,气血渐衰,形容瘦削,破烂紫斑,渗流血水,或肿泛如莲,秽气熏蒸,昼夜不歇,平生疙瘩,愈久愈大,越溃越坚,犯此俱为不治。"这些描述与恶性淋巴瘤颈淋巴结转移极其相似。

对于"恶核""失荣""石疽""瘰病"此类病证的病因病机,各医家论述多认为与虚劳内伤,气郁痰凝所致。在明代陈实功《外科正宗》:"失荣者……或因六欲不遂,损伤中气,郁火所凝,坠痰失道,停结而成。"清代吴谦《医宗金鉴》云:"石疽生于颈项旁,坚硬如石色照常,肝郁凝结于经络,溃后法依瘰疬疮。"

关于本病的预后在古代文献中亦有描述,孙思邈《备急千金要方》云:"恶核病卒然而起,有毒,若不治,入腹,烦闷杀人。"清代吴谦《医宗金鉴》在谈到此类疾病的预后时说:"旧久难愈,形气渐衰,肌肉削减……古今虽有治法,终属败症。"

历代医家对治疗"恶核""石疽""失荣""瘰病"等病症积累了丰富的经验,常用方剂有和荣散坚丸、舒肝溃坚汤、香贝养荣汤、海藻玉壶汤、内消瘰疬丸、消瘰丸、六神丸、阳和汤、清肝芦荟丸等,组方多以和营通络、理气散结、清热消肿、化痰软坚等为法。

二 中医临床治验

恶性淋巴瘤是原发于淋巴结核其他器官淋巴组织的恶性肿瘤,是造血系统恶性疾病之一,分为霍奇金淋巴瘤和非霍奇金淋巴瘤两大类。临床症状主要表现为淋巴结肿大、肝脾病变、皮肤损害、贫血、发热、盗汗、体重减轻等。

（一）治病求本，尤重肺脾

恶性淋巴瘤以正虚为本，是由脏腑气血阴阳失调，气滞、痰浊、瘀血、癌毒相互搏结而成。病机主要责于内虚与痰结，故补虚和祛痰为治疗关键。在各脏腑内虚当中，尤重肺脾。肺主气而司治节，通调水道，脾主运化水谷精微，如果上述脏腑功能失调，气机郁滞或阳气衰微，不能正常运化津液，使其停聚于机体某一部位，与邪毒郁火相搏，凝练成痰。"痰随气升，无处不到"，痰著于经络筋骨，则恶核丛生。恶性淋巴瘤早期多表现为淋巴结肿大，多与"痰"有关，所谓"无痰不成核"。然脾为生痰之源，肺为储痰之器，治痰不理脾肺，非其治。

《医方集解》说："气有余则为火，液有余则为痰，故治痰者必先降其火，治火者必顺其气也。"庞安时亦云："人身无倒上之痰，天下无逆流之水，故善治痰者，不治痰而治气，气顺则一身之津液亦顺矣。"在临证中常以顺气为先，继而实脾燥湿，常用宣肺理气及健脾化痰方药，理气通络如杏仁、桔梗、枳壳、八月札、法半夏等，健脾化痰药常用党参、茯苓、白术、黄芪、薏苡仁等等。

（二）痰瘀并治，解毒散结

恶核之病，痰浊常与瘀血相兼致病，除痰阻而气滞外，久而成瘀，先由瘀血内停，气机闭阻，亦可致津液不能正常输布，聚而成痰。明代陈实功谓"失荣由于郁火，或忧思喜怒，气血凝结而成。"后世唐容川《血证论》亦云"血积既久，亦能化为痰水"，"须知痰水之壅，由瘀血使然，但去瘀血，则痰水自消"，进一步说明了痰湿与血瘀的关系，以及祛瘀而治痰的机制。

在临证中常除痰散结药与活血化瘀药并用，以猫爪草、夏枯草、浙贝母、桔梗、茯苓、桃仁、土鳖为基本方进行加减，兼顾理气化痰与祛瘀解毒散结。方中以猫爪草、夏枯草、浙贝母除痰散结通络；以桃仁、土鳖攻坚破积；以茯苓健脾益气，桔梗宣达肺气，解郁化痰。

辨证加减寒痰凝滞者加用桂枝、菟丝子、威灵仙等温阳散结；气郁痰结者加柴胡、芍药、枳壳、香附、八月札、北杏仁等理气通络；湿毒内蕴者加用连翘、蒲公英、土茯苓、白花蛇舌草、鱼腥草等解毒化湿；脾气虚弱者以黄芪、党参、白术、薏苡仁、云苓补气健脾；肝肾阴虚者加丹皮、女贞子、旱莲草、花粉、麦冬、葛根等滋补肝肾；痰瘀互结较重者加用皂角刺、法半夏、山慈菇、海藻、昆布、牡蛎等软坚散结；癥积肿块者加用丹参、莪术、红花等活血化瘀；顽痰难以消除者加用僵蚕、守宫、地龙、露蜂房等虫类药物以搜痰剔络、攻坚消积。

第十九章

▶ 膀胱癌

膀胱癌是泌尿系统中最常见的恶性肿瘤,居我国居泌尿系统恶性肿瘤的第一位,男性发病率约为女性的 1 倍。病因目前尚未完全明了,但长期接触芳香族类物质、吸烟、膀胱结石、炎症等慢性刺激被认为是重要的诱因。其诊断应根据临床症状和体征、实验室检查、影像学检查、膀胱镜检查、细胞学检查和肿瘤组织活检等来确定。常见的有无痛性肉眼血尿,但有时可表现为疼痛,排尿不畅,经阴道或直肠的腹壁双合诊扪及膀胱内肿块,膀胱造影显示膀胱局部充盈缺损,核磁共振、CT 检查显示膀胱局部占位和转移的肿大淋巴结,膀胱镜检查可见肿瘤组织呈灰白色,并呈颗粒,隆起,节结,乳头状等改变,同时经病理证实为癌细胞或脱落细胞检查证实之。现代医学将膀胱癌分为早期膀胱癌和晚期膀胱癌两种,其一大特性是,即使根治术后,也易于复发。而其预后与肿瘤细胞的生物学特性、浸润程度等密切相关。

膀胱癌的治疗方法,包括手术、放射治疗、化学治疗、免疫治疗、中医治疗、热疗、电切疗法及激光和光动力学治疗等。外科治疗是目前能达到根治目的的主要、首选的方法。放射治疗效果欠佳,主要用于晚期患者的姑息治疗或手术、化疗后的辅助治疗。化疗有局部灌注化疗和全身化疗。化疗药物的膀胱局部灌注治疗有一定的疗效,已成为预防术后肿瘤复发的主要方法,具体可用噻替哌、丝裂霉素、阿霉素、喜树碱等。全身化疗也有一定的效果,常用的方案有 M-VAC、CISCA、MAOF、HTF、CMA、HHF、MCA 等。

一 中医论述

膀胱癌在中医学中多归属于"溺血""血淋""癃闭"等范畴。古代对"溺血""血淋""癃闭"等病证的症状多有描述,与膀胱癌的临床表现有很多相似之处。东汉张仲景《金匮要略》:"淋之为病,小便如粟状,小腹弦急,痛引脐中。"《医学精要》曰:"溺血者,溺下红赤也。"朱丹溪"溺而痛者为血淋,不痛者为溺血。"对于癃闭,《类证治裁·闭癃遗溺篇》曰:"闭者,小便不通……癃者,小便不利……闭者点滴难通……癃者滴沥不爽。"

对膀胱癌常见的血尿病症,古代医家对其发生的病因病机有很多论述,早在《素问·气厥论》中就有描述："胞移热于膀胱，则癃，溺血。"《素问·至真要大论》曰："岁少阳在泉，火淫所胜，民病溺赤，甚则血便。"《金匮要略·五脏风寒积聚病》曰："热在下焦者，则尿血"。隋代巢元方在《诸病源候论》中认为："血淋者，是热淋之甚也，即尿血谓之血淋，心主于血，与小肠合，若心家有热，结于小肠故小便血也……风邪入于少阴，则尿血。"同时指出"由肾虚而膀胱热之故也"。宋代陈言在《三因极一病证方论·尿血证治》论述："病者小便出血，多因肾气结所致，或因忧劳、房室过度。"明代以后医家对血淋与溺血加以区别，朱丹溪云"溺而痛者为血淋，不痛者为溺血。"清代林佩琴在《类证治裁》中进一步指出："溺血与血淋异，痛为血淋，不痛为溺血，痛属大盛，不痛属虚。"《慎斋遗书·卷七·尿血》谓："尿血者，精不通行而成血，血不归精而入便。然其原在肾气衰而火旺。"从以上论述可以看出，尿血有虚证和实证之分，古代医家认为血淋属实证，尿时疼痛溺血属虚证，尿时无痛。总体而言，虚证为肾气亏虚，不能摄血；实证为热蕴下焦、移热膀胱。膀胱癌晚期可致癃闭，明代张景岳把癃闭的病因归纳为 4 个方面：其一为因热结于小肠膀胱，使水泉干涸而气门热闭不通；其二为肝肾有热，使枯血、败精阻塞水道而不通；其三为真阴衰竭，血海无根，气虚不化而致；其四乃因肝强气逆，移碍膀胱，气实而闭。

有关"溺血""血淋""癃闭"的治法治则，中医古籍中也作了系统的论述，对指导膀胱癌的治疗有一定意义。《备急千金要方·膀胱腑》："以葱叶除尖头，内阴茎孔中深三寸，微用口吹之，胞胀，津液大通，便愈"，古之导尿术也。"《丹溪心法·溺血》曰："溺血属热，用炒山栀，水煎服或小蓟、琥珀。血虚，四物汤加牛膝膏；实者当归承气汤下之，后以四物加山栀。"《医学纲目·溺血》曰："小便出血，是心伏热在于小肠，宜镜面草自然汁，加生蜜一匙服之，以八正散加麦门冬，葱煎服。如小便涩痛，以海金沙细末调治之。"《慎斋遗书·血证》："尿血者……然其源在肾气衰而火旺，治当清肾。"《医学心慎·尿血》："倡清心、平肝及八珍汤法，不可轻用止涩药。"《景岳全书·血证》曰："凡治血证，须知其要，而血动之由，唯火唯气耳，故察火者但察其有火无火，察气者任察其气虚气实，知此四者而得其所以，则治血之法无余义矣。"《景岳全书·溺血证治》谓："经曰，胞移热于膀胱则癃而溺血，即此证也。治宜清利膀胱之火，以生地、芍药、牛膝、山栀、知母、龙胆草、瞿麦、木通、泽泻等剂，或七正散、大分清饮、五淋散之属，皆所宜也。"

二 中医临床治验

(一)病机关键在于调节膀胱气化功能

膀胱癌发病以肾气亏虚为本,湿热瘀毒为标,并从六经辨证和气化学说的角度出发,提出膀胱癌水湿不化、瘀毒蕴结的关键病机在于"膀胱气化不利"。《素问·灵兰秘典论》云:"膀胱者,州都之官,津液藏焉,气化则能出矣。"膀胱气化不利,则水液代谢障碍,导致膀胱蓄水,水湿不化,日久化热,湿热蕴结则气机不利,血行瘀阻加之湿浊不排,瘀积成毒,湿热瘀毒蕴结于膀胱,则成此病。膀胱癌病位在膀胱,与气化功能失调密切相关,证属本虚标实,早期以湿热、瘀毒等实证为主,晚期则以脾肾亏虚,气化不利等虚证为主。

从六经辨证的角度出发,足太阳膀胱经为寒水之经,本寒而标热,脏腑属膀胱,络肾,与心、脑有联系,若膀胱气化失司,则少腹胀满,小便不利,遗尿。隋代巢元方在《诸病源候论·五脏六腑诸候》中指出:"膀胱象水,旺于冬,足太阳其经也,肾之腑也,五谷五味之津液悉归于膀胱,气化分入血脉,以成骨髓也,而津液之余者,入胞则为小便。"五谷五味靠人体气化化生为精微物质,以入血脉营养全身,津液之余的糟粕部分靠气化转化成小便排出体外。对于"气化"的理解,明代张景岳谓"津液之入者为水,水之化者为气,有化而入,而后有出,是谓气化则能出矣。"可见气化是指人体内阴阳气机的运行变化是一个广义的概念,关系到脏腑功用的施展、气血的输布流注、脏腑之气的升降开阖等。概括来讲,气化即精、津、液化生的动力。总而言之,膀胱为津液之府。若气化功能正常,则水湿得以运化,清者得以输布,浊者下输膀胱,使尿液开合有序;若膀胱气化水津功能失常,则水气内停,小便不利,湿浊瘀毒蕴于膀胱。故临证治疗的关键在于调节膀胱气化功能,以达散布津液、运化水湿之效。

膀胱属足太阳之经,其经脉阳气是膀胱气化功能的重要来源。如《素问·热论》言:"巨阳者,诸阳之属也,其脉连于风府,故为诸阳主气也。"太阳经又称为巨阳,是人身经脉阳气最盛之处,又有主持人体阳气的功能。因此,足太阳膀胱经阳气的盛衰应对膀胱的气化功能产生重要的影响。故治疗当温通足太阳膀胱经之阳气,发挥膀胱气化功能,则三焦通利、水湿得化。

(二)用药特色

在临床应用中,用五苓散方加减治疗膀胱癌,以利水渗湿,并助膀胱运化。五苓散原载于《伤寒论》,书中共有条原文阐述本方的运用,其中条"太阳病发汗后,大汗出胃中干,烦躁不得眠,欲得饮水者,少少与饮之,令胃气和则愈,若脉浮,小便不利,微热消渴者,五苓散主之"。指出太阳病发汗太过,汗不如法,外邪入里,膀胱气化不利,水道失调,水蓄于内,不能化为津液上承而出现"脉浮,小便不利,微热消渴者"之蓄水证。对太阳膀胱蓄水证,古代医家多认为其病机为膀胱气化受阻,水液内停,兼有外邪内侵。清代名医程郊倩指出"膀胱为津液之腑,热入而蓄邪水,致小便不利。是则水气挟热而上升,必至格水,此渴欲饮水,水入则吐也。用五苓者,取其开结利水是也,水泉不致留结,邪热从小便出矣。若热微消渴,是则热入膀胱,而燥其津液,乃成消渴,引膀胱无邪水之蓄,亦用五苓者,以化气回津也,使膀胱之气腾化,故渴亦止而病愈。"五苓散由泽泻、茯苓、猪苓、白术、桂枝五味药组成,方中重用泽泻,直达肾与膀胱,清热利水祛湿,为君药。臣药以猪苓、茯苓等之淡渗,通调水道,下输膀胱,并泻水热。白术健脾燥湿,健脾助土,为之堤防以制水。更用桂枝温通阳气,内助膀胱气化,蒸化三焦以行水。在临床应用中,用五苓散方加味,基本药物为泽泻、茯苓、猪苓、桂枝、白术、桃仁、土鳖、半枝莲、北芪、枳壳等,并随证加减。方中以茯苓、猪苓、泽泻等健脾利湿,以桃仁、土鳖攻坚化瘀,以桂枝通阳化气,以半枝莲等清热解毒、利水消肿,以北芪健脾益气,以助气化。

结合临床经验,将膀胱癌分为以下4种辨证分型,并以基本方进行加减。①湿热下注型:以出现血尿、小便灼痛、少腹拘急疼痛等为主要表现,治疗宜清热利湿、凉血止血,以基本方去桂枝,加栀子、蒲公英、苦参、土茯苓、车前子等清热解毒。尿血量多者,加大小蓟、仙鹤草、藕节、三七等活血止血。②脾肾亏虚型:血尿色淡,纳差头晕,腰酸乏力,舌淡红苔薄白,脉沉细者,治疗宜健脾补肾、温阳止血,加用淮牛膝、北芪、菟丝子、桑寄生、桑椹子等。③瘀毒蕴结型:血尿夹有血块,小便不畅,点滴而下,少腹坠胀疼痛,舌质暗有瘀点者,加用莪术、八月札、龙葵草、苦参、山慈菇等祛瘀解毒。④阴虚火旺:腰膝酸软、头晕耳鸣、五心烦热者,加用知母、黄柏、女贞子、旱莲草等滋阴降火。

在治疗膀胱癌中应尤其重视桂枝的运用,桂枝味辛甘,性温,入心、肺、膀胱经,有发汗解表、温通经脉、通阳化气之功。清代赵羽皇《古今名医方论》曰:"桂味辛热,且达下焦,味辛则能化气,性热专主流通,州都温暖,寒水自行。"清邹润安指出桂枝的主要作用有六"和营、通阳、利水、下气、行癖、补中"。在膀胱癌中,主要取其通阳、利水、行瘀之功。临证中认为除湿热下注,热象明显者去桂枝不用外,其他诸证均可适量使用,且多用白芍配桂枝,取其敛阴止痛之功。

第二十章

▶ 其 他

一 甲状腺癌

甲状腺癌是头颈部肿瘤中的常见病,占收治的 10% ~ 15%。近年来因开展体检,甲状腺肿瘤的检出率不断提高。一般以女性多发,是男性患者的 2 ~ 3 倍。甲状腺癌的死亡率与年龄、病理类型有密切关系,年龄越大死亡率越高,40 岁以上呈递增关系。其中致死性最大的是未分化癌和髓样癌,疗效最差的未分化癌的 5 年生存率仅 15%。甲状腺癌因其不同的组织学类型,其生物行为也不同。大部分甲状腺癌发展缓慢,自然病程长。甲状腺癌的发病与某些甲状腺病、甲状腺腺瘤、遗传因素和激素等因素有关。目前诊断主要依据临床表现、体格检查、B 超配合 CT 或 MRI,后者能提高颈部淋巴结的诊断率,或能清楚显示颈部肿块与周围组织器官的关系。常见的症状有:颈前区肿块,或多年存在的肿块,近期突然增大,质地坚硬如石,表面凹凸不平,推之不移,常伴有吞咽困难、呼吸不畅、声音嘶哑和颈耳区疼痛等。在术前定性诊断方面,针吸活检细胞学检查是现在国内外普遍接受的方法,假阴性率约 10%,但对滤泡型甲状腺癌的诊断有困难。甲状腺癌应根据其各自的特点采取相应的治疗原则。其处理涉及外科、放疗、内分泌治疗、化疗等等多学科,手术是主要的治疗手段。甲状腺癌确诊后,如果无明显的手术禁忌证应及时做原发灶和颈部转移灶的彻底清除,争取根治肿瘤。放射治疗是甲状腺癌的一种重要的辅助治疗,外照射对未分化癌的治疗效果最好,放射性核素[131]I 对有碘吸收功能的滤泡状癌和乳头状癌远处转移或局部残留有很好的效果,由于其治疗的满意剂量和安全剂量的界限很接近,易造成不良并发症。全甲状腺切除的患者需终生服用甲状腺素。甲状腺癌的化疗效果不理想。

甲状腺癌属祖国医学"瘿瘤"的范畴。中国古籍中有关"瘿"的记载很早很多。早在《尔雅》就有"瘿"的提法,《说文解字》明确提出"瘿,颈瘤也。"根据不同的病因、病机及临床表现,分为各种不同的瘿瘤,多有"五瘿"之分。宋代陈无择在《三因方》中对五瘿的临床表现做了具体描述:"坚硬不可移者,名曰石瘿;皮色不变,即名肉瘿;筋脉露结者,名筋瘿;赤脉交络者,名血瘿;随忧愁消长者,名气瘿。"近代名医秦伯未也有较详经的论述:"瘿瘤形状并不一致,有或消或长,软而不坚,皮色如常的;有软如棉,硬如馒,不紧不宽,形如覆碗的;有坚而色紫青筋盘曲,形如蝗蚓的;有色现紫红,脉络露见,坚硬如石,推之不移,紧贴于骨的;也有皮色淡红,软而不硬的。"由此可见,"瘿瘤"是非常复杂的,包括多种甲状腺疾患。而甲状腺癌的一些表现,类似于石瘿"坚石不可移者"的论断。对于"石瘿"病因的论述,《圣济总录》中提出:"石(瘿)与泥(瘿)同因山水饮食而得之。"《诸病原候论》"瘿候"论曰:"瘿者,由忧患气结所生……"其预后《外台秘要》中曾有"石瘿不可治疗"的记载,说明本病预后多不佳。甲状腺癌的基本病理是气滞痰凝壅结颈前,一般多属实证邪毒为主,治宜重在祛邪解毒。结合病机当疏肝理气解郁,化痰软坚散结,活血化瘀消瘿。如病程迁延日久不愈,气血暗耗,阴精受损,则痰气瘀毒,壅结愈甚,以致肿块增大迅速,质地坚硬,根固不移,终成虚实夹杂之证,应详加辨治。肝郁痰凝者,颈前瘿瘤隆起,逐渐增大,质硬或坚,胀痛压痛,吞咽稍动或固定不移,颈部憋胀不适,或妨碍呼吸及吞咽,伴胸闷气憋,心烦易急,头晕目眩,纳呆食少,口淡无昧,恶心欲呕,肢体困倦。舌质淡,苔白或腻,脉弦滑,四海疏郁丸加减;肝火旺盛者,颈前瘿瘤迅速增大,表面凹凸不平,局部灼热作痛,伴呼吸不畅,胸闷胁痛,烦躁易怒,吞咽不利,声音嘶哑,口苦咽干,大便干燥,舌质红,苔薄黄,脉弦数,龙胆泻肝汤和藻药散加减;气滞血瘀者,颈前瘿瘤质地坚硬,迅速增大,固定不移,形如覆杯,胸闷,咳嗽痰多,或伴有颈前两侧瘰疬丛生,舌质青紫或有瘀斑瘀点,舌苔腻,脉弦或涩,海藻玉壶汤加减;正虚邪盛者,颈前瘿瘤隆突,紧缚固定,胸闷憋气,心悸气短,肢倦乏力,纳呆食少,二便失调,形体消瘦,舌质暗淡或淡胖,苔少,脉沉细无力,人参养营汤加减;气阴两虚者,颈部瘿瘤晚期,或因手术、放疗后复发,心悸气短,全身乏力,自汗盗汗,精神萎靡,口舌干燥,五心烦热,头晕目眩,进食困难,形体消瘦,舌质红或红紫,苔少,脉细数,生脉散加减。

二 前列腺癌

前列腺癌在欧美国家是男性常见恶性肿瘤之一,死亡率和发病率均居前列。亚洲和非洲各国发病率较低。在我国发病率低并多属中晚期,占男性恶性肿瘤的0.3%~0.5%,近年发病有上升趋势。现代医学对前列腺癌的病因尚未完全清楚,认为与性激素、化学致癌剂、癌基因、饮食习惯等有关。其诊断可以临床症状、直肠指检、前列腺活检、前列腺特异抗原测定、细胞学检查、影像学检查等为依据。常见者为,尿频尿急,有时尿痛,尿流变细或中断,甚至急性尿潴留;腰背会阴疼痛;肉眼或镜下血尿;前列腺特异抗原数值增高;直肠触及腺体增大,结节坚硬,表面高低不平,中央沟消失;前列腺穿刺病理证实为癌细胞。治疗可有手术根治、放射治疗、内分泌治疗、化学治疗和冷冻治疗等。手术根治适用于早期患者。放疗对控制原发癌,缓解转移引起的症状疗效肯定。内分泌治疗是晚期前列腺癌的主要治疗方法,其中双侧睾丸切除术最有效且副作用最小。对全身情况较差而肿瘤体积很大的患者可选用冷冻治疗。化学治疗疗效不肯定,多用于内分泌治疗失败的患者。

根据本病临床表现,前列腺癌属中医学"血淋""劳淋""癃闭"等范畴。汉代张仲景在《金匮要略·消渴小便不利淋病脉证并治》中对淋证的症状做了描述:"淋之为病,小便如粟状,小腹弦急,痛引脐中。"《中藏经》根据临床表现不同,提出了八种淋证,包括劳淋,开创了淋证分类先河。《济生方·淋利论治》曰淋:"之为病,种凡有五气、石、血、膏、劳是也",首先提出血淋。巢元方《诸病源候论·诸淋病候》进一步阐发本病发生机理:"诸淋者,由肾虚而膀胱热故也","劳淋者,谓劳伤肾气而生热成淋也"。《丹溪心法》提出尿血和血淋的不同:"尿血,痛者为淋,不痛者为尿血",并且提出血淋须分冷热虚实:"血淋一证,须看血色奋冷热。色鲜者,心、小肠实热;色瘀者,肾、膀胱虚冷。""癃闭"一名,首见于《内经》:"膀胱不利为癃,不约为遗溺","膀胱病,小便闭"。《灵枢·本输》篇说:"三焦……实则闭癃,虚则遗溺",阐明本病病位在膀胱,与三焦气化息息相关。后代张景岳在《景岳全书》中进一步归纳本病病因,认为与肺热、脾虚、肝强、肾亏等相关,并提出相应治法。根据本病的病因、病机和临床表现,经辨证可分为实证之湿热蕴结、瘀血内结以及虚证之肾气亏虚三型。湿热蕴结者,小便点滴不通或成癃闭,小腹胀满,伴有灼热感,或有胃纳减退,大便不畅、干燥或秘结,口干口苦,舌质红,苔黄腻,脉细数或滑数,八正散加减;瘀血内结者,小便滴沥,尿如细线,时见尿血,小腹胀满作痛,时痛剧难忍,舌质紫暗,或有瘀点、瘀斑,脉涩或细数,膈下逐瘀汤加减;肾气亏虚者,小便无力排出,夜尿增多,尿意频数,畏寒怕冷,面色㿠白无华,腰酸背痛,下肢无力,口干不欲饮,舌质淡,脉沉细,六味地黄丸合四君子汤加减。

三 骨肿瘤

目前临床中是相对少见的一种肿瘤性疾病,有原发性和继发性、良性和恶性之不同。良性肿瘤中的骨软骨瘤、巨细胞瘤,恶性骨肿瘤中的骨肉瘤、软骨肉瘤等占有较大比例,男性多于女性,其中以骨巨细胞瘤最常见。本病大多数患者在确诊时已属晚期,手术根治机会少,西医治疗以放、化疗为主,而放化疗的毒副作用又相当大,且对已属晚期的患者疗效也不佳,而中医中药及中西医结合治疗骨肿瘤在延长生存期、减轻患者痛苦、减少放化疗副反应,从而提高疗效等方面日益显示出其独特的优越性,探讨中医中药治疗骨肿瘤的辨证治疗原则和方法是骨肿瘤综合性治疗的重要内容。现代医学认为,骨肿瘤与先天残存胚胎组织瘤化、发育异常以及基因遗传、电离辐射、X射线、放射性同位素、化学致癌物质尤以甲基胆蒽刺激、病毒感染、良性肿瘤或瘤样病变恶化及外伤、机体免疫功能低下、内分泌失调等因素有关。骨肿瘤在现代医学中一般按 TNM 分类法分为早、中、晚期;按病理学分类法分 4 型即高分化、中分化、低分化、未分化;临床上常根据骨肿瘤发生部位不同分为骨肉瘤、尤因肉瘤、软骨肉瘤、纤维肉瘤、骨的低分化棱形细胞肉瘤、巨细胞肉瘤,骨转移瘤是骨肿瘤中较为特殊的一种,是由原发灶的肿瘤细胞转移到骨而成,原发肿瘤通过淋巴系统和血液循环系统发生骨转移,尤其血行转移中,瘤细胞可越过肺和肝,或通过缓慢流动的椎静脉系统逆行到达骨骼任何部位。骨转移最常见的原发癌瘤为乳腺癌、肺癌、宫颈癌、甲状腺癌、前列腺癌、胃癌、胰腺癌等。骨肿瘤的治疗方法主要包括:手术治疗、放射治疗、化学治疗、免疫治疗以及多种方法联用的综合治疗,其中手术治疗仍然为首选的治疗手段,在延长生命基础上,尽最大可能保存肢体。恶性骨肿瘤对化疗较不敏感,文献报道有效率依次为:IFO33%、DDP33%、CTX15%、ADM26%、MEL15%、ACD15%、DTIC14%、MMC13%,对恶性骨肿瘤的化疗多采用联合化疗,比较常用的药物主要有 ADM、VCR、DDP、HDMTV、CTX 等,临床上常常根据其作用机制和毒性不同,联合使用两种或两种以上的药物。目前尚未确定最佳治疗方案,已被认可确有疗效的联合化疗方案为"VAMCC"方案(VCR、ADM、MTX、CF、CTX)。

祖国医学认为,骨肿瘤相当于中医"骨瘤""肾虚劳损""骨痨""骨疽"等范畴。《外科正宗》记载:"骨瘤者,形色紫黑,坚硬如石,疙瘩高起,推之不移,昂昂坚贴于骨",对骨瘤的形态做了描述。骨肿瘤发生的确切原因及机制,至今仍未完全清楚。中医从整体观点出发,十分重视全身脏腑经络的气血活动和精神的影响,概括为内、外因两种,总的发病机制是:阴阳失调,正虚邪入,以致气滞、血瘀、痰积、毒聚,蕴结变化而形成骨肿瘤。《灵枢·刺节真邪篇》:"虚邪之入于身也深,寒与热相搏,久留而内著,寒胜其热则骨痛肉枯,……内伤骨,为骨蚀。……有所结,深中骨,气因于骨,骨与气并,日以益大,则为石疽。"根据骨肿瘤正虚邪实的病机特点,临证需明辨寒、热、虚、实,采用"实则泻之,虚则补之","虚实夹杂,攻补兼施"的治疗原则。阴寒凝滞者,骨瘤初起,局部肿块,酸楚轻痛,皮色不变,其痛多昼轻夜重,遇寒加重,压痛不显,甚至不痛,舌质淡紫,苔薄白,脉细涩,阳和汤主之;毒热蕴结者,病变局部酸痛、肿胀、坚硬如石,局部温度较高,时如火烧,皮色变紫,功能障碍,转侧艰难,精神倦怠,口干,便干尿赤,舌质红,苔薄黄,脉弦数,清营汤主之;湿毒留滞者,全身困倦,乏力,虚肿,病变局部肿胀疼痛,或破溃泛脓,便溏,或便滞不畅,舌质淡,苔白腻,脉滑,导痰汤主之;瘀血内阻者,面色晦暗,皮色暗红或紫,局部持续疼痛,肿块固定不移,表面肤色紫暗,舌质紫暗,或瘀斑,脉涩,或弦细,桃红四物汤主之;瘀毒内结者,骨瘤迅速增大,疼痛加重,刺痛灼痛,皮色变紫,暗红瘀,肢体活动障碍,时伴发热,便干,舌暗红,有瘀,苔薄,脉弦数,或细数,败毒散主之;肾虚火郁者,局部肿胀疼痛,皮色暗红,疼痛难忍,日轻夜重,低热,消瘦,盗汗,全身衰竭,舌绛,唇淡,苔少而干,六味地黄丸主之;脾肾两虚,局部隆起包块,胀痛纳差,四肢乏力,腰膝酸软,面容憔悴,舌淡苔薄白,脉细弱,当归补血汤主之。

四 颅内肿瘤

颅内肿瘤又称脑肿瘤、颅脑肿瘤,是指发生于颅腔内的神经系统肿瘤,包括起源于神经上皮、外周神经、脑膜和生殖细胞的肿瘤,淋巴和造血组织肿瘤,蝶鞍区的颅咽管瘤与颗粒细胞瘤,以及转移性肿瘤。原发性脑瘤的病因尚未完全清楚。环境因素包括物理、化学和生物因素,如离子射线(如 X 射线)与非离子射线(如射频波和低频电磁场)、杀虫剂、苯及其他有机溶剂、亚硝胺化合物、致肿瘤病毒和其他感染因素等,其中部分因素尚无定论。已基本明确的致瘤病毒主要有人类乳头多瘤空泡病毒 JC 型(高级别星形细胞瘤、小脑髓母细胞瘤)、EB 病毒(中枢神经系统淋巴瘤)、人类腺病毒(胚胎性肿瘤,如神经母细胞瘤、髓母细胞瘤、髓上皮瘤或视神经母细胞瘤)、SV40 病毒(颅内肉瘤性肿瘤)。宿主因素包括宿主的患病史、个人史、家族史等。如头外伤者脑膜瘤危险性增加,结核病可与胶质瘤共患病,鼠弓形虫感染同星形细胞瘤和脑膜瘤的发病有关,中枢神经系统恶性淋巴瘤患者中有 60% ~ 85% 是艾滋病或器官移植的患者,女性激素可能与某些肿瘤(如脑膜瘤)的发生和发展有关,某些脑肿瘤的发生具有家族背景或遗传因素,如神经纤维瘤病 I 和 II 型、结节性硬化、Li-Fraumeni 综合征、Cowden 综合征、vonHippel-Lindau 病、Turcot 综合征和 Gorlin 综合征。现代医学将颅内肿瘤分为原发瘤和转移瘤两大类。原发瘤一般以神经胶质细胞瘤为最多,约占原发性脑肿瘤的 60%,其次为脑膜瘤、垂体瘤、神经鞘瘤、先天性肿瘤、血管性肿瘤等。转移瘤占脑肿瘤中很大一部分。据统计,25% ~ 35% 恶性肿瘤可发生脑转移,其中80%来自肺和乳腺,其他常见部位是大肠、泌尿系统、黑色素瘤、前列腺、胰腺、白血病、淋巴瘤、肝、女性生殖器和骨及软组织肉瘤,还有部分是由鼻咽癌、副鼻窦或眼眶内癌瘤直接蔓延到脑部。小儿头昏呕吐反复发作及头颅增大、成人进行性加剧的头痛、癫痫以及进行性视力减退等均应考虑有脑瘤可能。如眼底检查发现是神经乳头水肿,则脑瘤可能性更大。可借助影像学辅助检查。头颅X射线平片、各种脑血管造影、脑造影、脑室造影。颅脑CT对大脑的肿瘤是有明确的诊断价值,MRI的诊断价值比CT更佳,故CT和MRI是不可缺的检查。正电子发射横断扫描(PET)对于脑瘤的诊断亦有肯定价值。脑瘤的治疗以手术切除肿瘤为最基本的治疗方法,但因病变所在部位等因素手术全切率并不高,手术病残率也较高,对于难以肿瘤全切患者也应采用姑息性手术。放射治疗适用于胶质瘤、转移性脑瘤。由于血脑屏障的存在,脑瘤化疗可用的药物并不多,主要有亚硝基脲类药物。

　　祖国医学中没有脑瘤这个名称,散见于头痛、头风、脑鸣、厥逆、瘫痪等范围之内。《素问·奇病论》指出:"人有病头痛以数岁不已……当有所犯大寒,内至骨髓,髓者以脑为主,脑逆故令头痛……病名曰厥逆。"明·戴思恭《证治要诀》说:"有头风证,耳内常鸣,头上有如鸟雀啾啾之声,……此头脑挟风所为也。"明代王肯堂《证治准绳》云:"雷头风,头痛起核块者是也,或云头如雷之鸣也,为风邪所客,风动则作声也。"头为诸阳之会,十四经之手足三阳均交会于头颠,故头颠顶有"百会穴"之称,头属阳而脑属阴,阳气盛则阴邪不得入,正气虚则邪气乘虚而入,邪气入头,大寒至髓,上入络脑,是谓重阴,故头痛、眩晕、呕吐,甚至徇仆不知人。头为诸阳之会,其位高而属阳,以风邪合火气最易引起头部的病变。脑为髓海,正常情况下,清气上扬而浊气下降,正气虚时则清气不得上升,浊气不得下降,格于奇恒之府,则阴浊积于脑而发为肿瘤。脏腑功能失调以肝脾的功能失调为主。故脑瘤的内因有脾肾阳虚或肝肾阴虚,外因为寒气、邪毒入侵形成痰湿、淤毒所致。因此祖国医学认为气血郁积、脾肾阳虚、肝肾阴虚、痰湿内阻、肝风内动等与脑瘤的发生和发展有一定的关系。根据上述病因病机、症状表现,治宜化痰涤浊以消积,开郁理气而通络;或滋肾填髓以熄风;或解毒化瘀而散结。常用化痰开郁、消肿软坚、滋补肝肾等攻补兼施之法来进行治疗。由于脑瘤是以痰浊上扰,清窍受蒙为主证,如头痛头昏、呕吐、视物模糊、肢麻,甚则舌强、失语、抽搐、震颤等。可首选化痰开郁,消肿软坚之品,如半夏、南星、昆布、海藻、牡蛎、白芥子、僵蚕、菖蒲、远志等,配合行气活血,如三棱、莪术、丹参、当归、川芎、赤芍。使用补益肝肾药时要考虑到脑瘤痰浊较重而选用平补肝肾,补而不腻,不助痰湿之品,如生地、白芍、黄肉、女贞子、杜仲、桑寄生等。

五 癌瘤手术或放、化疗的经方配合治疗

　　肿瘤患者在接受外科手术治疗过程中所造成的出血、体液丢失和组织器官创伤,最会影响神经和内分泌的功能失调。另外,手术后的禁食和胃肠减压,也会导致消化腺和胃肠的功能紊乱。所以肿瘤患者在接受外科手术后常表现出脾胃失调、气血亏虚或气阴两虚等证。譬如,食管癌术后,最易造成食管移行性狭窄或反流性食管炎,而有嗳气、呃逆、呕吐或胸痛等症状,临床可用旋覆代赭汤加味或小柴胡汤加减治疗。各类癌瘤术后,如属虚劳不足、气血亏虚、心悸怔忡者,宜用炙甘草汤补气滋阴复脉;如属气血受损、脾胃虚弱、纳呆短气者,可用黄芪建中汤温中补气,和里缓急。放射线照射虽能使如子宫颈癌、睾丸精原细胞瘤、骨髓瘤、恶性淋巴瘤等恶性肿瘤之肿块缩小或消失,但放射线的所产生电离辐射会引起皮肤黏膜、神经、消化及造血系统等各种局部和全身的不良反应。

　　经临床证实,小柴胡汤可能增强小白鼠的造血功能,并能延长被照射后的生存时间。肾气丸可用于放疗后骨髓抑制所造成的白细胞减少乃至全血减少之证;麻杏石甘汤加味可用于放射性肺炎所出现咳嗽、口干、发热;白头翁汤加味可用于放射性直肠炎所致之里急后重、便下脓血。化疗的同时也会对消化和造血系统产生不同程度损害的毒不良反应。临床研究证实,化疗中如出现胃热口干、纳呆呕吐,用竹叶石膏汤,有清热生津,益气和胃之效,短气、口淡、纳呆、呕吐,用人参汤或黄芪建中汤温中补气,和里缓急,温中祛寒,益气健脾之功;当归生姜羊肉汤或肾气丸可用化疗后口淡欲呕、纳呆腹痛之证;三黄泻心汤能抑制顺铂对小白鼠的肾毒性、骨髓和消化道毒副反应。另外,使用中药配合化疗则有增效作用。譬如,用大黄䗪虫丸配马利兰治疗慢性粒细胞性白血病的疗效优于单用马利兰者。

六 癌前病变

　　恶性肿瘤发病之前,常有癌前病变的阶段。因此,癌前病变的治疗对于防止细胞突变为癌细胞的研究具有重要的意义。临床研究证实,小柴胡汤能使接种各种癌细胞的实验小鼠延长生命;小柴胡汤除有抗肿瘤和免疫调节的作用之外,也有预防肝硬变恶化为肝癌的功效,小建中汤可用来治疗萎缩性胃炎和肠上皮化生,肾气丸可用来治疗食管上皮重度化生。

　　总而言之,东汉张仲景所著《伤寒杂病论》,对肿瘤相关性疾病进行了深入探索与临床实践,其中大量精彩纷呈的条文、治法和方药以及其辨病辨证

的学术思想,在肿瘤病的治疗中发挥了重要的作用,我们有必要对这些宝贵经验进行认真总结、整理、继承、发扬,更好地服务于临床治疗。

结 语

古代中医没有论述肿瘤的专门著作,对于恶性肿瘤的认识和治疗,分散在浩如烟海的医学文献中。祖国医学认为肿瘤的病因病机是多种多样的,概括起来主要是外因和内因两方面。外因为六淫、伤食等邪毒郁积,内因为脏腑经络失调,阴阳气血亏虚,使正气先虚。在外因的作用下,机体形成痰滞、气郁、血瘀、蓄毒等病理状态,而正气亏虚促使邪毒久聚成块而产生肿瘤。

辨证论治是中医药治疗肿瘤的精华所在,辨证可分为八纲辨证、脏腑辨证等,尤以辨明阴阳、辨清标本、权衡邪正盛衰为最重要。恶性肿瘤多数初病属阳,久病属阴。标本是中医辨证和治则中一个重要的概念,提倡治病求本,而急则治其标及标本兼治是为变法。恶性肿瘤的发病过程也即是机体与肿瘤相互斗争的过程,所以,必须权衡机体与肿瘤整体与局部之间的关系以确立相应的治则,临床强调在顾护正气的基础上加以祛邪攻毒。现代中医药治疗提倡在合理运用辨病论治基础上,重视用抗癌药物祛除邪毒,根据疾病发展的不同阶段,针对性地调整中医药治疗方案。

在对诸多临床经验的总结和分析中,我们可以看出,中医药治疗在现代肿瘤治疗中发挥了重要的作用,并已渗入到综合治疗的每一个环节。中医治疗在整体观念的指导下,以人为本,标本兼顾,辨证与辨病相结合,扶正与祛邪相结合,强调"治病留人","带瘤生存",既能在配合手术、放疗、化疗等治疗手段时起到减毒增效的作用,又能发挥远期治疗优势,提高患者的生存质量,延长患者的生存期。

目前对治疗肿瘤疾病,提倡个体化治疗和循证医学依据。循证医学,是遵循科学证据的临床医学。它提倡将临床医师个人的临床实践和经验与客观的科学研究证据结合起来,将最正确的诊断、最安全有效的治疗和最精确的预后估计服务于每位具体患者。根据循证医学的证据质量分级,专家个人意见、病例报告和临床总结等可以作为循证医学的分级证据。中医药治疗重视整体观念,辨证论治,其本身的特点决定其难以进行大规模、大样本的统计学研究和分析。所以,临床经验总结和分析也是提供循证医学依据的一个重要途径。另外,中医学之所以经久不衰,关键在于我们的祖先创建了不朽的经典医学,其科学理论和实践经验一直指导着临床,临床经验的积累又促使中医学术的发展,故总结各专家临床经验,是继承和弘扬中医的重要方法。

本专著尝试对经方在中医肿瘤临床的应用进行整理,并对临床治验加以总结,希望为进一步研究中医肿瘤临床经验提供些许参考。

参考文献

[1]姚春鹏. 黄帝内经[M]. 上海:中华书局,2014.

[2]赵文博. 黄帝内经[M]. 沈阳:辽海出版社,2016.

[3]杨建宇、吴厚新、李杨. 伤寒杂病论[M]. 郑州:中原农民出版社,2013.

[4]张仲景. 伤寒杂病论[M]. 北京:中医古籍出版社,2017.

[5]王付. 伤寒杂病论大辞典[M]. 郑州:河南科学技术出版社,2018.

[6]李浩,梁琳,李晓. 伤寒杂病论白话解[M]. 北京:北京科学技术出版社,2017.

[7]朱章志,李赛美. 经方临床应用与研究[M]. 广州:广东经济出版社,1997.

[8]仝小林. 中医经方防治疑难病基础与临床[M]. 上海:上海科学技术出版社,2015.

[9]汤钊猷. 现代肿瘤学[M]. 上海:复旦大学出版社,2011.

[10]万德森. 临床肿瘤学[M]. 北京:科学出版社,2017.

[11]樊嘉. NCCN肿瘤学临床实践指南(NCCN指南)·肝胆癌[M]. 北京:人民卫生出版社,2017.

[12]许玲,孙建立. 中医肿瘤学概论[M]. 上海:上海交通大学出版社,2017.

[13]孙燕. 临床肿瘤学高级教程[M]. 北京:中华医学电子音像出版社,2017.

[14]林丽珠,肖志伟,张少聪. 中医治肿瘤理论及验案[M]. 北京:中国中医药出版社,2016.

[15]李萍萍. 肿瘤常见症状中西医处理手册[M]. 北京:中国中医药出版社,2015.

[16]王居祥,徐力. 中医肿瘤治疗学[M]. 北京:中国中医药出版社,2013.

[17]李东清. 中医肿瘤学[M]. 北京:化学工业出版社,2019.

[18]刘亚娴. 经方妙用:纯中医辨治肿瘤五十年·中医师承学堂[M]. 北京:中国中医药出版社,2020.

[19]王立芳. 抗肿瘤经方临床应用手册[M]. 北京:中国中医药出版社,2020.